包斐丰 编著

黄 煌 审阅

我跟黄煌学用经方

全国百佳图书出版单位

中国中医药出版社

·北京·

图书在版编目（CIP）数据

我跟黄煌学用经方 / 包斐丰编著 . —北京：中国中医药出版社，2023.10（2024.1重印
ISBN 978 – 7 – 5132 – 8283 – 3

Ⅰ . ①我… Ⅱ . ①包… Ⅲ . ①经方—汇编 Ⅳ . ① R289.2

中国国家版本馆 CIP 数据核字（2023）第 128940 号

融合出版说明

本书为融合出版物，微信扫描右侧二维码，关注"悦医家中医书院"微信公众号，即可访问相关数字化资源和服务。

中国中医药出版社出版

北京经济技术开发区科创十三街 31 号院二区 8 号楼
邮政编码　100176
传真　010-64405721
三河市同力彩印有限公司印刷
各地新华书店经销

开本 880×1230　1/32　印张 9.25　彩插 0.25　字数 202 千字
2023 年 10 月第 1 版　2024 年 1 月第 2 次印刷
书号　ISBN 978 – 7 – 5132 – 8283–3

定价　45.00 元
网址　www.cptcm.com

服 务 热 线　010-64405510
购 书 热 线　010-89535836
维 权 打 假　010-64405753

微信服务号　**zgzyycbs**
微商城网址　**https://kdt.im/LIdUGr**
官 方 微 博　**http://e.weibo.com/cptcm**
天猫旗舰店网址　**https://zgzyycbs.tmall.com**

如有印装质量问题请与本社出版部联系（010-64405510）

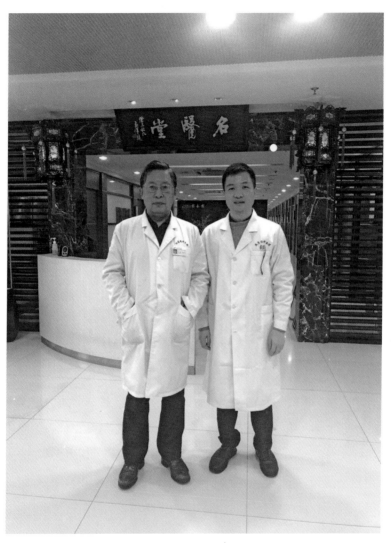

作者跟师（左侧为黄煌教授）合影

黄 序

在我的学生中，基层医生很多。他们大多有曲折痛苦的学医经历，虽然有美好的憧憬和强烈的中医情结，但复杂迷离的学说和难以把握的经验常常让他们感到困惑和烦闷，是简明、规范、实用的经方为他们打开了一扇窗。他们大多喜欢思考，敢于怀疑，重视临床实践和经验总结，经方的临床应用为他们提供了展示个人才华的新天地。他们大多热爱中华文化，甘于奉献，乐于助人，都在为推广经方、传承发扬中医贡献着自己的光和热。本书作者包斐丰医生就是其中表现突出的一位。

包斐丰医生学经方有一股"狠劲"。因为喜欢经方，他毅然辞去了行政职务，专心致志开方看病。为了来南京跟诊，每周要从杭州来南京待两天，如此整整3年。他学经方又很有灵性。在诊室，他凝神望，专心记，偶尔轻轻地问，将自己的思路与我的判断相对比。他对经典原文的认识深刻，对经方方证的提炼到位，对我也很有启发。让我击掌的是，他对推广经方有极大的热情。这两年，他的诊务极为繁忙，但还是创办了微信公众号，讲他的经方故事，因为内容实用，语言生动，收获粉丝很多。包斐丰，已经成为中医界一颗冉冉升起的经方新星。

　　这本小册子是包斐丰医生跟我学习经方，以及应用经方的记录。书中对我的学术思想和临床经验做了比较全面的、精准的介绍，其中不少案例是他跟诊时的实录。更可贵的是，书中附有许多他按我的思路用经方的成功案例，这是我最喜欢看到的内容。开展推广经方的几十年来，我一直希望我的思路被拷贝，我的经验被借鉴，因为这是同道们对我学术研究成果的一次次检验。被大家应用得越多，就越说明我的医学思想是符合临床实际的，我的用方经验是实在的。我多年花在经方上的心血没有白费，我作为一个经方推广者，对此感到无比的欣慰和满足。

　　经方是中华民族几千年使用天然药物的经验结晶，经方中蕴含着前人认识人体治疗疾病的思想方法，经方的复兴，是中华民族伟大复兴的一部分。经方是小方，用药以植物药、常用药居多，因此价格低廉，有的药物随手可得，有时候不花钱就能治病，或者花小钱治大病，是老百姓期待的医疗服务。经方方证明确，是中医临床的规范，若不继承经方，中医学的人才培养就有缺陷；经方语言质朴，是中医思维的象征和符号，若不研究经方，中医学术就无法进步和发展；经方客观性强，蕴含了中医治病的经验和事实，若不推广经方，中医学与现代科学的融合就缺乏了接口。所以说，推广经方是一件利国利民又利医的大好事。本书的出版，为经方推广事业做了一项很有意义的工作。乐为之序。

黄煌

2023年1月25日

自 序

第一次见到黄煌老师（以下简称黄师）是2014年6月，我去参加杭州市中西医结合学会举办的学术会议。会上黄师一小时的讲课，让我醍醐灌顶。这堂课彻底改变了我对中医的认知，也影响了我对自己职业生涯的规划。回来后，我开始遍读黄师的书，定期去南京听黄师的课，临床开方用黄师的思路，甚至偷偷去观摩黄师的带教门诊。当我目睹黄师开出一张张经典原方，如半夏泻心汤、柴胡加龙骨牡蛎汤等将病人治愈时，我对黄师的个人崇拜转为对经方的痴迷，一门心思开始钻研经方。从那时起，我就有了一个"梦想"：到南京去，在黄师身边学习，成为黄师的门生。2019年5月，黄师再次应邀赴杭授课，我向黄师汇报学用经方后的成绩与疑惑，并忐忑地提出跟师抄方的想法，黄师欣然应允。我毅然辞去了行政职务。2019年9月1日这个新生入学的日子，我如愿以偿地到了南京，成为黄师的"经方小学生"。

黄师常言："经方是中医最规范的部分，经方之疗效是可以重复的。"在南京一周两天的侍诊期间，我目睹黄师的用药看似平淡无奇，且方小药少，却能屡起沉疴。我回杭州后，现学现用于临床，均取得满意的疗效。门诊量日益增多，我对经方的运用也渐渐得心应手，在黄师的鼓励下，我将跟诊学习及临证案例记录下来，归纳总结，让更多的人了解经方，受益于经方。

本书分两部分。第一部分"跟黄煌学经方"，简要介绍黄师的学术思想、诊疗特点，以及跟师学习的心得体会。有摘自黄师所著书籍的内容，也有在门诊之余黄师与学生发蒙解惑的对话。第二部分"跟黄煌用经方"，以黄师的"类方"为纲，医案为引，再用本人临证医案作验，体现了经方"学"与"用"的统一。本书整理黄师临证医案65则，除少数摘自黄师著书医案外，均为本人侍诊期间的记录。本人验案91则，大多是常见病，对临床能体现黄师诊疗思维的医案便予收录。在经方应用上，我并无新意，不过是紧跟黄师的方法"依样画葫芦"，而医案后的心得体会则主要是复述黄师的用方思路而已。

黄师常言："一到临床，疾病就变得十分迷离复杂。"为了最大程度还原临证现场，本人不轻易对患者的病情描述做主观的取舍，而医案中对症状的记录也以通俗的口头语为主，尽量避免专业术语的使用。

另外，书末设有方剂索引，以便对比阅读检索。同时，为了让读者能更快地学习上手，在【黄师按语】及【临证体会】的模块中，以黄师直白简洁、立体形象的"方人相应""方病相应"等黄氏方证语言进行阐述。

在医案的编写中，黄师建议将就诊过程中采集的有对比意义或启发作用的图片一并附上，以供读者参考借鉴。由于临证时间匆忙，难免存在拍摄图片不全及清晰度欠缺等瑕疵，敬请见谅。归纳总结若有错漏之处，也望读者提出宝贵意见，以便今后修订完善。

感恩黄师，带领我进入经方的世界。

包斐丰

2023年3月1日

目 录

我跟黄煌学经方

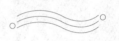

我跟黄煌用经方

我跟黄煌学经方

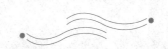

一、黄师的经方

1.不止步于仲景的经方

经方是经典方的简称，也是历代相传经验方的简称。在中医发展的历史长河中流传下来的方多如牛毛，浩如烟海，但能经得起临床检验、疗效可靠、方证明确的方剂却不多，大部分在《伤寒杂病论》中。就临床应用而言，是远远不够的。黄师推崇仲景经方，但不止步于《伤寒杂病论》，认为经典方还包括部分唐代方书所载方，以及后世经验用方，如温胆汤、归脾汤、防风通圣散、荆芥连翘汤等，它们也都具备经典方的特点，且被历代医家所广泛研究与应用。

《黄煌经方使用手册》是黄师的代表性著作之一，是一部能够不断更新与完善、与时俱进的论述经方的系统之作。该书历经10多年，由第1版更新迭代到目前的第4版，书中收录的经典方也由66首增加到了91首。黄师笔耕不辍，勤于临证，专注于经方的实践应用，根据临床经验的积累，在最新版本中增添了白头翁汤、大半夏汤、大建中汤、茯苓饮、枳实薤白桂枝汤、薏苡附子败酱散、续命汤、温脾汤等经方，以及补中益气汤、十全大补汤、六君子汤等后世名方。外加黄师的个人经验方15首，全书收录的用方指征规范的方剂达到了106首，极大地丰富了临床应用。

黄师身体力行，言行合一。笔者侍诊黄师左右时，黄师所开药方十有八九皆出自此书。黄师用自己的行动让我明白，经方不仅是"经典方""经验方"，更是有规矩的"经纬方"。

2.随机制变的经方

为了方便记忆与临床应用，黄师根据经方在治疗过程中作用机理的不同，分为专治某病的专病方与调理体质的通治方。

专病方是对病用药的体现，抓手突出在"病"的角度，如治疗狐惑病的甘草泻心汤、治疗虚劳失眠病的酸枣仁汤、治疗中风痱病的续命汤、治疗百合病的百合知母汤等。通治方则以调理体质为主，抓手突出在"人"的角度，如针对失精家体质的桂枝加龙骨牡蛎汤、针对抑郁体质的四逆散、针对痰湿体质的温胆汤等。

初学时，笔者对专病方与通治方常因生搬硬套犯概念上的错误，故临证时常有诸多困惑。而跟诊后方才明白，自己是受困于分类标签，不懂得灵活机动，以致分类越细，困惑越多。

正是因为体质的兼夹多样性与疾病发展的复杂性，经方的专病及通治作用并非一成不变，而是要随机制变。如大柴胡汤既是对胰腺炎、胆石症、支气管哮喘、反流性食管炎等病急性发作期有效的专病方，也是对代谢综合征、向心性肥胖等慢性病体质调理灵验的通治方；炙甘草汤对肺痿病吐涎唾及心动过缓型的心律失常有专病方的作用，对羸瘦肤枯、贫血的虚弱体质也有通治方的功效；黄芪桂枝五物汤既是治疗血痹病的专病方，也是慢性病尊荣人体质的通治方。

3.中规中矩的剂量

黄师敬畏古人的智慧，认为经方的药物组成，配比与剂量、煎煮与服法均有着严格的规矩，不宜轻易改动。在经方剂量的使用与研究上，黄师倡导要以尊重经方内部结构为原则，重视药物剂量之间的比例关系。在常规药物剂量转换时，大多以一两折合5g的标准换算；对于那些原方中药物剂量偏大且计算方法模糊不清或有争议的，黄师并不拘泥于绝对剂量，或参考仲景原文剂量比例，或以其临床常用量代替。

4.灵活多样的服法

黄师注重用药安全，根据患者病情变化，服药方法也常灵活多变。如柴胡类方用于急性病患者退烧时，常用频繁服用的方法，即每2~3小时服用1次；又如慢性病的调理，多建议服用5天停2天、服用3天停2天、隔天服用、1剂分2天服用、1周服用2~3天，或者以患者的自我感觉为依据服药等。

5.最美是原方

笔者初学经方时,喜好加味、"擅长"合方。后来才明白,这些都是方证不明晰、心中无定见的表现。黄师主张使用原方,不轻易加减合方。黄师认为,规范使用原方,有利于经验的积累,更有利于经方的临床研究,还能树立起经方医生的自信心。

考虑到临床的复杂性,原方需要加减时,也宜加不宜减。黄师常言要灵活地加减,就必须熟悉仲景药证,尤其要掌握仲景药物配伍的作用。灵活不是无规矩的天马行空,而是严格遵从加减的原则:有是证,则用是药;无是证,则无是药。黄师的临证处方加减极其严谨,药味的变动少而精,通常只是在一二味药物之间的调整,且多以仲景常用药为主,但是寓意深刻,皆有根有据,如书中第64案大柴胡汤、第135案《外台》茯苓饮的加味。

6.合方不是简单的叠加堆砌

合方指两方或数方联合使用。用什么原则来指导合方?在跟诊中,笔者从黄师处找到了这个问题的答案。

完美合方如榫卯❶。黄师将经方的合方比喻为建筑构件的榫卯结构,故合方时必有相应的方证榫卯,匹配对应后方能合用。合方的方证榫卯切入点形式多样:第一,药证对应。如黄师常用

---

❶ 榫卯(sǔn mǎo):古代中国建筑、家具及其他器械的主要结构方式,是在两个构件上采用凹凸部位相结合的一种连接方式。凸出部分叫榫(或叫榫头);凹进部分叫卯(或叫榫眼、榫槽)。榫卯结构的特点是在物件上不使用钉子,利用卯榫加固物件。

的温胆汤与半夏厚朴汤的合方，其榫卯点是半夏与茯苓的方根配伍；又如本书第143案酸枣仁汤与百合知母汤的合方榫卯点，就在知母的药证表现上。第二，病症对应。如严重的抑郁失眠，黄师常用柴胡加龙骨牡蛎汤与栀子厚朴汤相合，其榫卯点是两方类似的适用疾病谱与焦虑不安、胸闷腹胀的症状。第三，病体对应。黄师常把调体方与治病方合用，以达到病体同治的合方叠加效果，如黄师的经验方三黄四逆汤，是四逆汤与泻心汤寒温共用的经典合方，适用于寒性体质出现温热病症的复杂状态；又如第33案，用桂枝茯苓丸治疗多囊卵巢综合征的病，用葛根汤调理体质。

合方的煎服方法：黄师对药物添加较少的合方，大多采用同煎分服法；对合方后药物较多，或有配伍禁忌时，采用不同经方分别煎煮、交替服用的方法，既有利于临床疗效观察，也避免了药味过多、口味差的弊端。

合方中重复药物的剂量不宜叠加重用，一般采用方中量大的剂量。

二、经方是"循证"医学

1."有是证"是有证据之意

"方证相应"是经方的灵魂，也是学习经方的入门钥匙，更是临证取效的必要前提。"有是证,用是方"是"方证相应"的特点,但对"证"的理解众说纷纭,笔者既往多以狭义的"症状""证候"来理解。黄师认为,"证"为用方遣药的"证据"之意,也是安全、有效使用经方的证据。"方证相应"的"证"是临床证据,不是简单的"临床症状",更不是主观推理而成的抽象术语。这个"临床证据",需要涵盖现病史、症状、体质特征、病因、病程,以及治疗后的反应等诸多临床信息。

2."方—病—人"是"方证相应"的延伸

黄师将"方证相应"的"证",做了两种延伸,分别是体质与疾病。体质是指患病机体的体貌、心理特征。以相对稳定且客观的体质特征为依据选择用方,即"方人相应",这是经方群体化用药的前提、用药安全的保证。疾病是机体在病理状态下的各种反应,是患者主观感受的描述,也是医生通过检查发现的客观数据,也可以是医者对各种病理反应的归纳总结。以不同的病症为依据选择用方,即"方病相应",这是经方个性化用药的体现、用药精准有效的保证。

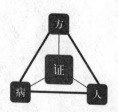

黄师通过"方人相应""方病相应"的延伸,将原本两点一线的方证关系演化为稳定的方证三角,创立黄煌经方"方—病—人"的思维模式。(图1)

图1 "方—病—人"思维模式图

3."方人相应"的体质之证

在黄煌经方医学中,最为具体和翔实的就是"方人相应"的体质学说。没有一种疾病是脱离具体的人体而存在的,黄煌经方医学体系强调方证依据中人的重要性。患病机体的差异性,是临床医生不能忽视和摒弃的。体质差异形成原因,既有先天遗传因素,也有后天饮食、环境等因素,不同的个体在体型体貌、心理特征、疾病趋向、家族史等方面有着鲜明的差异性。这些相对稳定而独特的表现,就是"方人相应"的体质证据。

(1)重保健轻诊治的古今体质观

现代体质学说根据中医的基本理论,结合临床体质调查,总结归纳出不同种类的体质分型。体质学说强调辨识不同体质的差异,并通过日常膳食、起居运动、经络、情志等多个方面进行调理指导,以便于对健康及亚健康人群起到预防保健的作用。其实,古人先贤对体质的个体差异性早有文献记载,如《管子·水地》"越之水浊重而洎,故其民愚疾而垢"、《素问·通评虚实论》"凡治消瘅、仆击、偏枯、痿厥、气满发逆,甘肥贵人,则高粱之疾也"等。

体质理论大多强调差异,重视保健,但对不同人群患病后的反应、变化规律和临床治疗等指导相对偏少。将体质因素作为处方用药的重要参考依据,较早地出现在张仲景的经典著作中,《伤寒论》《金匮要略》对不同体质的描述多达二十余种,如"强人""盛人""尊荣人""羸人""失精家""亡血家""冒家""喘家""呕家""淋家""疮家""汗家""黄家""衄家""支饮家""湿家""风家""中寒家""酒客"等。在张仲景笔下,患者的体质特征，就是处方用药的重要依据，这种思维模式，可以理解为最早的体质辨证。然而，古朴简约的条文容易产生歧义，临床应用的指导意义不大，故而黄师经常为之感叹："方证描述是古朴的，也是不全的。"

（2）立体形象的"药人""方人"学说

黄师秉承仲景体质学思想，吸收和借鉴叶天士的体质辨证、朱莘农的辨体用药，以及日本的"一贯堂医学"体质思路，结合自己的经验体会，以药喻人、以方指人，开创性地提出了"药人""方人"学说，成为经方医学体质学说的核心部分。

传统的中药研究专注于推理药物药理、药性、药效的"为什么"，而忽略了药物应用规范，即用药的临床证据"是什么"。黄师关注药物的应用指征研究，在其学术奠基著作《张仲景50味药证》一书中，通过比较归纳的方法，同中求异，异中求同，互文参照，将隐藏在经典原文中的仲景用药规律，破译并提炼为"药证"，并详细地阐述了"药证是什么"，使药物的临床应用证据清晰明了，对于临床处方用药具有参考指导意义。

在黄师的眼里，药证是一个稳定的诊断单元。它由症状和体征构成，反映的是人的病理反应状态，不论何种病原体导致的疾病，在人体上反应方式是不变的。黄师参照张仲景对"柴胡证""桂枝证""病形象桂枝""柴胡不中与之"等的说法，将药物作用特点以及体质的稳定性相结合，创立了"药人"学说。

在黄师的《中医十大类方》书中，首次提出了5种"药人"，详细描述了"白瘦失精的桂枝体质""敏感抑郁的柴胡体质""困重少汗的麻黄体质""红热积滞的大黄体质""黄肿无力的黄芪体质"。黄师在不断延伸补充后，结合临床又总结出"焦虑烦躁的半夏体质""项背不适的葛根体质""虚劳赢瘦的人参体质""汗渴烦热的石膏体质""寒痛脉微的附子体质""痞烦热利的黄连体质""伏热出血的黄芩体质""妇人腹痛的当归体质""挛痛便秘的芍药体质"等十余种"药人"体质特点。这些以单味药物命名的"药人"，直观简洁，方便记忆。临床遵循黄师的"药人"学说，既能确保用药安全，又能为临床快速而准确地识别体质类型提供参考。

黄师的"方人"是在"药人"基础上提出的概念。"方人"即对本方有效而且适合长期服用此方的体质类型。"方人"以方命名，比如服用炙甘草汤有效，而且长期服用也比较安全的患者，称之为"炙甘草汤体质"。相比起单味药物命名的"药人"来说，"方人"则更具体，应用范围更明确，往往与某些疾病或某类疾病相关。

黄师的临床常见"方人"，有"温经汤体质""三黄泻心汤体质""炙甘草汤体质""黄芪桂枝五物汤体质""桂枝茯苓丸体质""桂枝加龙骨牡蛎汤体质""当归芍药散体质""大柴胡汤体质""防己黄芪汤体质"等，具体可参读黄师著作之《黄煌经方使用手册》(第4版)，每首经方的"适用人群"部分即为该方的"方人"特征。

"药人""方人"学说在临床辨识上直接与体质特征相关联，拓展和丰富了方证内涵，使得抽象的概念更形象化、直观化。"药人""方人"学说具有极其重要的临床价值，让临床医生从既往"药物作用""方剂功效"等单一的思维模式，转而走向全面立体的体质辨证思维模式。

值得注意的是"药人"（药证）与"方人"（方证）两者之间的关系。黄师强调药证是方证的基本单位，但方证不是药证的简单叠加。方证是一个复杂的组合，是一个不可分割的新的整体。方证可以看作是一味放大了的药证，两者在本质上是一致的，都是以体质为用药遣方的参考。

（3）体质并非一成不变

黄师认为，体质并非一成不变，影响体质变化的因素有年龄、疾病、环境，以及运动、饮食、用药等。当体质变化时，"方人相应"的体质用药思路也应及时调整。如年轻时是四逆散体质的患者，随着年龄的增长及其他因素的影响，可能转变为柴胡大黄兼夹的大柴胡汤体质。再如，桂枝体质的糖尿病患者，由于病程日久，体重上升，血糖控制不佳，并发神经血管病变，选方用药从黄芪体质类方入手；若合并胃轻瘫伴体重下降，选方用药从桂枝黄连兼夹体质类方入手；若合并肾功能不全而出现腰痛、小便不利等表现，选方用药从桂枝附子兼夹体质类方入手。又如，过度治疗或用药不当导致体质变化，书中第127案误用苦寒药物后出现的附子理中汤证。

4."方病相应"的疾病之证
（1）对病用药的古代疾病观

古人对疾病的认知，不是从病因病原入手，而是从疾病在人体反应方式上去归纳总结。清代伤寒家钱潢说："受本难知，发则可辨，因发知受。"其中"发"，就是机体对病原的个体反应方式。古人根据发病时的状态或不同的临床表现来确定具体的治疗，称之为对病用药。

古人对"病"的理解包含"病"与"症"两种含义。《伤寒论》317条方后注"病皆与方相应者，乃服之"的"病"所表达的是古人对疾病的认识，如血痹病用黄芪桂枝五物汤、狐惑病用甘草泻心汤、肾着病用甘草干姜茯苓白术汤、黄汗病用黄芪芍药桂枝苦酒汤等。这些对某一种疾病用固定的处方，就是对病用药，即专病专方。

《伤寒杂病论》条文中的"病"还有"症状"的含义。如"妇人咽中如有炙脔"的半夏厚朴汤证、"其人叉手自冒心，心下悸，欲得按者"的桂枝甘草汤证、"呕而发热者"的小柴胡汤证、"干呕，吐涎沫，头痛者"的吴茱萸汤证等。这些通过一种症状或多种症状组成的症候群给予相应方药的方法，在疾病名称不清，甚至在没有病名可查的情况下尤为适用。这种对症状用药从古到今，一直是中医治病用药的主要手段之一。

（2）诊断明确的现代疾病观

黄师认为"方病相应"的病，还包括西医学诊断明确的疾病。黄师赞同中西医结合，认为现代的经方医生，不懂西医学是不可思议的。西医学对疾病的诊断明确，对疾病发生发展变化的规律认识清晰，且有大量循证数据指导临床的优势，对于有效的使用经方具有临床指导意义。

黄师在临床中擅长借鉴现代药理研究的结果及西医学的诊断，探索古代疾病与现代疾病的关系，如狐惑病与白塞病、脏躁病与神经官能症、百合病与癔病、痞病与幽门螺杆菌感染等。黄师着力研究古代的经方治疗现代何种疾病,在《黄煌经方使用手册》(第4版)中,每首经方均采用"经典的……方,具有……功效,现代研究提示能……,适用于……的疾病"的形式进行简要概括,阐述了该方对何种症状、哪种疾病有效,在古方与今病之间做了画龙点睛式的衔接。另外,黄师结合国内外834条文献报道,对每一首经方的适用病症做了翔实的论述,为临床医师对病选方提供了丰富的参考依据。

三、寻找"看得见、摸得着"的实证

黄师推崇临证从实证入手,倡导中医的学问应该从看得见、摸得着的地方开始。

1.望而知之谓之神

黄师擅长望诊,自患者入诊室候诊时就留心观察,从眉发、皮肤到黏膜色泽,从体态、神情到语气、语速,在体貌神情细微之处捕捉"方人"信息。大部分患者进入诊室候诊时,黄师对其体质、适用类方等就有了初步的判断,后续的四诊则起到方证鉴别作用。

望诊的最高境界为"望而知之谓之神"。在简短的就诊时间,从患者的言谈举止、表情声音、神态动作中抓住患者的精神心理特征，这属于直觉思维。如黄师在"药人""方人"学说中的"默默不欲的柴胡人""表情丰富的半夏人""小餐馆老板娘的柴胡桂枝干姜汤证""一身尽重的柴胡加龙骨牡蛎汤证""不怒自威的大柴胡脸""频繁清嗓的半夏厚朴汤人""川字眉喋喋不休的除烦汤证"等。这种方证识别能力的培养，需要医生有丰富的临证经验、良好的领悟能力、充足的社会阅历、健康的身心状态、舒适的就诊环境等诸多因素。

2.细微处见真章

黄师在常规望诊时，重视头面部的眼、口、咽的检查。擅长通过眼部球结膜的颜色，血管扩张状态来判断体质及病理属性。如眼睑的颜色通红、球结膜表面血管扩张出血多为热性体质表现；眼睑淡、球结膜青白色则为血虚寒凝的表现；眼内侧翼状胬肉则多属于瘀血的表现。黄师继承朱莘农的咽诊之法，通过对口腔及咽喉的黏膜颜色、咽峡部位的扁桃体及淋巴滤泡的状态、咽喉部的反应情况来分析寒热，辨识体质。如口腔牙龈、咽喉黏膜处充血、糜烂、溃疡等，多提示火热属性；咽喉部颜色暗红，伴有胃部症状，多提示胃食管反流；患者咽喉部敏感，一见压舌板就恶心干呕，多提示为半夏体质等。

3.变玄奥难明为客观可见的舌脉二诊

黄师临床重视舌诊与脉诊，但不夸大两者的诊断价值，注重中医辨证的四诊合参。

舌诊是中医诊法的特色之一，通过观察患者舌质和舌苔的变化来判断疾病，是望诊的重要内容。张仲景在论著中将舌诊作为方证之一。如《金匮要略·惊悸吐血下血胸满瘀血病脉证治》中指出"病人胸满，唇痿舌青……为有瘀血"，以舌色青为有瘀血的依据；《伤寒论》中129、130条指出"何谓脏结……舌上白胎滑者，难治""脏结无阳证，不往来寒热，其人反静，舌上胎滑者，不可攻也"，将滑苔作为疾病预后及治疗用药的依据；《伤寒论》168条指出"伤寒若吐若下后……舌上干燥而烦，欲饮水数升者，白虎加人参汤主之"，《伤寒论》221条指出"心中懊侬，舌上胎者，栀子豉汤主之"，将舌苔表现作为用方依据。然而《伤寒论》《金匮要略》中对舌诊的描述占比极少，绝大多数的方证描述中并未涉及舌象。如何弥补简朴条文中缺失的舌象信息？

黄师将客观可见且具有诊断意义的舌象与药证结合，用形象的语言创造了黄煌经方的舌诊术语，对方证鉴别及临床教学极具实用价值。如舌质暗淡，舌体柔嫩的桂枝舌；舌体胖大、有齿痕，舌面润泽的茯苓舌；舌苔滑腻满布，舌边白沫线（半夏线）的半夏舌；舌体瘦小，舌质红嫩，舌苔光剥的人参舌；舌面干燥或焦的石膏舌；舌质红嫩，舌体卷缩，舌苔少而干燥的麦冬舌；舌质红，舌苔厚、黏腻满布的栀子舌；舌质苍老坚敛，舌边无光泽的黄连舌；舌质坚老，舌色暗红，舌苔黄腻或焦黄的大黄舌；舌苔白厚、滑腻的干姜舌；舌质淡红，舌苔白滑并罩有一层稀滑黏液（细辛涎）的细辛舌。

黄师认为脉诊是中医独有的诊疗特色，是中医的诊断方法之一，也是医患沟通的重要手段，号脉已成为中医的代言词之一。然而脉诊的信息主要凭借个人的主观体会,同一种脉象在不同的医生手指下感受不尽相同,甚至截然不同,故古人才有"持脉之道,如临深渊而望浮云,心中了了,指下难明"的感慨。黄师反对神化脉诊,不提倡脉诊理论玄奥化,更不赞同个人的任意发挥。如何继承古人脉诊经验指导临床? 黄师将具有客观性、可及性的脉象与体质、药证相结合,创造了药证脉象,让原本抽象的脉象得以更直观地展现,且更益于临床实践操作及教学应用。如虚缓的"桂枝脉";浮紧有力的"麻黄脉";沉缓的"附子脉";浮大而空,重按则无的"龙骨脉";沉伏微弱的"人参脉";滑实有力的"大黄脉";滑数浮大或洪大的"石膏脉"等。

4.实证不分中西

黄师的临床求真务实,不排斥西医,黄师赞同恽铁樵先生"借鉴西方医学的优点,以中医学为主体而汲取科学方法加以整理改进"的观点,并主张吸收西医学知识及当代自然科学技术为经方的研究和临床服务。黄师善于利用西医学的各种检查方法为临床做参考,如本书中多次出现的情绪量表,就是借鉴西医学中简易直观的问卷调查方法,分析数据以区分精神心理疾病的焦虑与抑郁状态,为处方用药提供客观的数据支撑。

在中医临床疗效评判的问题上,黄师提倡"古为今用、洋为中用"的"拿来主义"方法,借鉴西医学的检测方法,充实处方有效性、安全性的评价,以促进经方临床疗效的规范及可复制性。

在黄煌经方"方—病—人"诊疗模式中,"方病相应"的研究重点就是经方与现代疾病之间的关系,即经方的疾病谱。黄师擅长挖掘国内外临床报道中的经方循证依据,并在临床中加以验证与总结,使经方的疾病谱不断完善、与时俱进。

5.最后的方证路标——腹诊

如何在眼可到、手可及处寻找方证的客观指征? 在望闻问切四诊中,黄师认为腹诊最具客观性。腹诊在方证确定与鉴别上起到了至关重要的作用。因此,黄师在临证中常说:"腹诊是最后一块方证路标。"

腹诊是黄师临床四诊中必做项目。黄师不提倡腹诊检查过度细化,否则容易参杂过多的个人主观评判,导致原本简洁的证据失去客观的意义。黄师以体质、药人、方人为抓手,遵循仲景腹诊方法,以实用、客观为原则,在临床中寻找经典条文蕴含的腹诊证据。黄师的腹诊检查方法简介如下:

(1)方证有不同的反映区域

黄师结合仲景腹诊条文,提出不同方证在腹部的反映区。

腹部皮肤及腹力是当归与黄芪证的反映区。如黄芪桂枝五物汤证,表现为腹部皮肤黄暗,软弱无力如棉花枕头、如盛水皮囊等。如当归芍药散证,表现为腹壁薄,腹皮干枯萎黄,多皱褶,脐周按压疼痛等。

腹部毛发是麻黄证的反映区。腹部毛发浓密者,多提示为麻黄体质。如防风通圣散证,不仅以脐部为中心的腹部膨满抵抗,而且多见腹部毛发浓密。

胸胁及腹肌是柴胡证的反映区。按压两侧胸胁部及胁下腹肌敏感紧张或疼痛抵抗等为柴胡类方的指征，如小柴胡汤证的胸胁部位紧张饱满不适感；大柴胡汤证的胸胁下饱满抵抗，四逆散证的腹肌敏感，轻触即收缩抵抗，患者甚至会惊叫、躲闪。

心下部位是黄连证的反映区。按压心下，有充实感、阻塞感、憋闷感等不适，就是条文中"痞"的腹诊体现。如小陷胸汤证的心下痞而压痛；泻心汤证的心下痞；半夏泻心汤证的呕而肠鸣，心下痞等。

脐以下腹部是桂枝证的反映区。腹肌薄、按压缺乏弹性、紧张如板窒样、下腹软、脐下悸动等均属于桂枝指征。如八味肾气丸证的少腹不仁、少腹拘急；桂枝茯苓丸、桃核承气汤证的少腹部充实，按压紧张疼痛，可触及肿块等。

（2）有意义的腹部外形观察

黄师通过对腹部外形的细致观察，总结出腹部外形与患者的体质及病症特点之间的关联性，从而来确定方证。

柴胡加龙骨牡蛎汤证的"豹腹"：两胸胁下腹肌高度紧张，硬实有力，用力按压则腹肌快速收缩抵抗，并有不适或疼痛感。腹部外形类似金钱豹的腹部。

防风通圣散证的"黑毛大鼓腹"：腹部饱满，外形如大鼓，胸腹部体毛粗黑浓密，腹壁脂肪厚且腹肌有力，以脐为中心膨满，按之充实有抵抗感。

大柴胡汤证的"苹果腹"：上腹部充实饱满，外形如苹果，按压则有疼痛和抵抗感，重者拒按。

黄芪桂枝五物汤证的"软蛙腹"：腹部脂肪厚且缺乏弹性，按压柔软无底力,腹部外形随体位变化,坐卧位时如蛙腹下坠。

黄芪类方证的"葫芦腹":老年慢性病患者腹部柔软无底力,平卧时腹部中间凹陷,将上下腹部分隔,外形如葫芦,多提示血管病变。

人参类方证的"坍塌腹":慢性消耗类疾病患者,身体消瘦,平躺时胸廓下方腹形如断崖式坍塌,腹壁薄,腹部按压软或缺乏弹性,可触及脐跳,临证多选用人参类方中的薯蓣丸、十全大补汤等。

(3)腹力对比蕴含深意

黄师擅长通过对不同区域的腹力对比来寻找和鉴别方证。如肾气丸的少腹不仁证:以脐为分界,脐部以上腹力明显强于脐以下腹力,小腹部按压松软应手。如瘀血类方的下腹部充实证:下腹部腹肌紧张、按压饱满硬实感明显超过上腹部,或按压疼痛,或有硬物肿块触及;且不同区域提示不同的方证,如桂枝茯苓丸多在两侧、桃核承气汤可在小腹部正中或两侧、大黄牡丹皮汤在右侧为多、下瘀血汤以左侧为多。

(4)客观的寒热温凉

以腹部温度的差异作为寒热病理特性的参考依据,是黄师腹诊的一大特色。黄师除了直接用手感受温度以外,还借助测温枪测量局部体温,用客观数据来避免对温度的主观臆断。黄师用此方法对不同部位的温度进行比对,来寻找方证的客观证据。如腹部肿瘤患者的脐部或下腹部温度偏高,可选用白头翁汤、黄芩汤、泻心汤等方;如消化系统疾病患者的心下部位温度偏低,可选用人参汤、大建中汤、《外台》茯苓饮等方。

(5)腹部快速冲击下的反应

将食指、中指、无名指三指并拢，在腹部进行持续快速冲击按压，以获取腹肌的紧张程度、腹部疼痛的位置、腹部的振水音等信息，进而寻找不同的方证。如小陷胸汤证，多表现为剑突下向上冲击性疼痛；《外台》茯苓饮证，多表现为心下振水音；大建中汤证，多表现为扁平的小腹部冲击后，可见肠蠕动；大柴胡汤证，多表现为心下有明显的抵抗，甚至有的患者会出现"啊呦"一声惊呼，提示心下疼痛；四逆散证，多表现为三指轻微冲击，即可见到患者紧张躲闪、身体蜷曲、惊呼怕痒等腹直肌异常敏感的表现。

四、"方证相应"没有固定模式

黄师认为，虽然方证相应有规可循，但其复杂性不容忽视。临床各个方证的构成元素错综复杂，方证表达时动态变化，有先后、交叉、轻重、多少、隐显的不同，给方证的识别带来难度。因此，方证识别的方法要灵活多样，没有固定格式，就如同世界上没有两片相同的树叶一样。

有规可循的方证大多在《伤寒杂病论》的经典原文中，有的以固定反应区为方证表现，如半夏厚朴汤证以感觉异常为主的咽喉部位症状、葛根汤证以活动不利为主的项背部症状、柴胡类方证以胀满不适为主的胸胁部位症状等。也有的以突出症状为方证表现，如泻心汤的"吐血，衄血"、桃花汤的"下利便脓血"、半夏散及汤的"咽中痛"等。还有的以症状组合为方证表现，如炙甘草汤"脉结代，心动悸"、小柴胡汤"往来寒热，胸胁苦满，嘿嘿不欲饮食"等。

　　方证的灵活性体现在临床。黄师时常引用《伤寒论》101条文"伤寒中风，有柴胡证，但见一证便是，不必悉具"，来强调临床中方证的表达并非如条文一般固守不变。比如临证应用半夏泻心汤时，其方证抓手形式多样：有的是幽门螺杆菌感染的病，有的是心下痞、嗳气反酸、肠鸣腹泻等症候群（详见第83案），还有的是年轻人的焦虑失眠体质（详见第82案）。

　　错综复杂的"证"，如同古老的智力玩具七巧板，在不同的医生手中拼凑出不同的方证图形；变化多端的"证"，又如光学玩具万花筒，轻微变动则花样百出。在经验丰富的经方家眼里，方证识别经常是"一证见分晓"，不必"证证俱到"。但对于初学者而言，简洁关键的"一证"求之不易，这种技能是建立在医生掌握经典条文的基础上，经过大量的临床实践，把方证条文内化成默会知识；再通过反复训练，最终形成方证相应的直觉思维，练就"一眼定方证"的能力。

五、"方—病—人"方证思维的应用

　　黄煌经方医学中的"方人相应"和"方病相应"是经典方证的

现代表述，是"方证相应"更具体、更全面的发挥，是黄师"方—病—人"思维模式的两个主要组成部分。两种思维方法并行不悖，都以当下所见为依据，"有是证，用是方"。鲜活而实用的"方—病—人"思维模式极少有歧义性，且简易可操作，特别适合初学者或具有西医学思维的西学中医师。如何在临床灵活运用，简介如下：

1.安全的"方人相应"

"方人相应"是通过抓住患病个体的差异性来确定此方的适用人群，是确保用药安全性的前提。黄师认为，对于慢性病调理，或体质特征明显，或病程延绵、诊断不明确，或患多种疾病于一身的患者，若仅对病用方难免捉襟见肘，甚至诸药叠加、合方杂投也未必能解决问题。此时就需要把方证的关注重点切换到人的身上，辨别体质并探究对体质用方，以"方人相应"思维寻找适合的方证。如本书第14案小建中汤调理小孩虚劳消瘦体质，第19案温经汤调理女性更年期瘦弱干枯体质，第9案薯蓣丸调理高龄老人肿瘤手术化疗以后极度营养不良体质等。

2.有效的"方病相应"

"方病相应"是以疾病在机体反应方式的特异性来确定此方的适用病症，是保证用药有效性的基础。《伤寒论》317条方后注"病皆与方相应者，乃服之"，就是古人对病用方的思维方式。黄师认为，临床诊断明确，或疾病症状相对单一，或疾病来势急骤的患者，以"方病相应"切入，能更快地抓住疾病本质，更容易见效。如治疗吐血、衄血的泻心汤，以及治疗脏躁病的甘麦大枣汤、心悸病的炙甘草汤、白塞病的甘草泻心汤、雷诺病的当归四逆汤等（可参读本书第6案、第86案等）。另外，在临床遇到患者疾病属性与体质特性不相符合，一时又无法判断方证的时候，可以先对病用方；如果效果不好，再调整体质用方。

同一疾病，临床诊断明确，治疗方法大致类同，故专病专方模式也是临床用方的重要手段之一。有经验的中医师，临床思维模式大多是从专病入手，即"方病相应"。这种方法貌似简单，实属不易，这需要经验的积累与方证的领悟。黄师在临床使用"方病相应"模式时，反对生搬硬套、某病用某方的单一思维方法。为了让临床医生能更快掌握"方病相应"的方法，黄师在《黄煌经方使用手册》（第4版）的"附录五：常见疾病用方经验提示"中，针对19个不同系统，173种常见病、多发病，罗列了大量的专病用方。临证时，应在"方人相应"的参考下，做方证鉴别后，甄选用方，疗效确切。

3. "方—病—人"的方证坐标

经方医学的临证思维是灵活的，经方医生要根据患者当下的状态来寻找最佳的方证切入点，或是体质状态，或是当前病症表现，或是患者精神心理……

黄师常言，其临证思维基本是在"方人"与"方病"之间切换互参。患者的体质特征属于哪类"方人"范畴？患者的病适用哪些方？患者的病症符合哪些药证？在"方人相应"中寻找方病的位点，在"方病相应"中寻求"药人""方人"的证据。

　　黄师用三角形来诠释"方—病—人"三者的关系,而笔者更喜欢用纵横轴交叉定位的方法来理解它们。用横轴代表"方人"的体质特征、纵轴代表"方病"的病症依据,纵横轴上分别有着不同的证据点,随着两条轴体证据位点的交叉定位,而出现了适合当下的方。(图2)

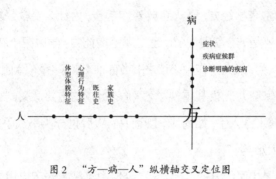

图 2　"方—病—人"纵横轴交叉定位图

六、怎么学好黄煌经方

　　经方是中医学的精华,但其本身所具有的临床实用、教学指导、科研价值等均未能得到重视,甚至有被边缘化的趋势。当下中医面临临床疗效下滑、教育传承不足、中医人才缺乏等诸多问题。经方的推广与普及是重振中医的希望,时代在呼唤经方。为了唤醒被当代中医人遗忘了的经方,黄师呕心沥血,不辞劳苦推广普及经方。黄师用简洁明晰、具体生动的黄氏语言,创造了学术观点鲜明、临床实用性强的黄煌经方医学，推广普及大众，受到海内外广泛关注，培养了大批实用型经方人才，引领国内中医界的经方热，掀起中医回归经典的热潮。如何学好黄煌经方？简述如下：

1.经典原文是基础

　　黄师常言学经方，要从经典著作起步。为什么要学经典？是为了培养明辨是非、鉴别优劣、建立规范的能力。学中医难在不会选择。黄师认为，经典著作中必读之书当首推《伤寒论》《金匮要略》。清代经方家陆九芝极其重视学习《伤寒论》的重要意义，尝谓："学医从《伤寒论》入手，始而难，既而易；从后世分类书入手，初若甚易，继而大难矣。"

　　经典是中医经方的入门阶梯，经典中蕴藏着临床应用的密码。读经典就是加强中医的基本理论、基本技能的训练。经典是中医学的"三基"，是中医的根源。

2.经方家医案是补充

　　黄师经常说："《伤寒论》《金匮要略》条文是简朴精炼的，是画龙点睛式的描述，有些条文也是不全的。"如何理解和补充？要真正的学用经方，只在原文读背上下功夫是远远不够的。学习后世医家，尤其是经方家的临证经验是一种主要的方法，而这些经验多体现在他们的医案中。经方家的医案极具临床实用参考价值，值得深读细读。医案记载的既是仲景经验的经典运用，也是对条文理解的补充，更是仲景学说的延续和发展。读经方家的医案，黄师交代要注意辨证的关键在何处，进而把握经方应用的指征，以及处方加减变化的规律。

3.信心源于跟师临证

从基础理论到临床实践是一个漫长的过程，如何从纷繁复杂的临床中发现理论所在？如何运用理论知识执简驭繁？仅以医者的自身临床实践积累是远远不够的，跟名师临证抄方是一条捷径。通过临床跟诊，笔者对老师的理论体系有了更深刻的认知。跟师学习既是诊疗思路的调整，也是临证视野的开拓，更是经典应用信心的来源。跟师学习的最大优点，是通过临床跟诊，较快地完成理论到临床的过渡。在跟诊临证的潜移默化、耳濡目染中，老师在某一医学领域的独到见地或对某一病种的医治经验，最容易被学生掌握与继承。

4.体会来自临床实践

中医学归根结底为经验医学，而实践是直接经验的重要来源。没有充分的临床实践，掌握再多的理论知识，也只是无源之水、无本之木的间接经验积累，充其量只是一台内存大的"复读机"而已。经方医生只有在临床中不断地去效仿、试错、修正、总结，才能在临床中再识经典，获得属于自己的经验体会，并磨练出以简驭繁的思维能力。经方医生还要善于借用现代临床的技术、科研方法去发现、理解与诠释古人囿于特殊社会背景下未能说清楚的东西，而这也正是经方医生所肩负的传承经典的使命。

黄师倡导经方医生要培养临证医案书写能力，主张年轻中医多写医案和多整理医案。医案的整理是中医临床科研的基本功，也是经方思维转化能力的体现，故黄师寄望每个经方医生都有一本属于自己的医案书。

5.培养独特的思维方式

黄师常言，经方并不是中医的全部，中医临床也未必只有经方才能治病，但经方是中医学中最规范的部分。经方的思维方式独特，学经方要讲方证。"方证相应"强调的是直觉思维，与传统中医教育的逻辑思维是两种思维方式，但两者并不冲突，也不互相否认。直觉思维的培养需要医生有大量的知识储备、敏锐的感知力、丰富的联想能力、持续的临床经验积累等，还需要医生有专一的学习方法，暂时搁置既往的学习经验以减少干扰，方能形成方证相应的直觉思维。

我跟黄煌用经方

一、甘草类方

1.跟师抄方——食管癌骨转移后疲劳心悸案

杨某，男，73岁。身高171cm，体重74kg。2021年1月11日初诊。

病史：食管癌5年，2015年6月因胃痛确诊为食管癌而行手术，2016年复查疑似骨转移，持续化疗13个疗程，再行免疫疗法后，出现心房颤动、心悸不适时作、气促疲劳感明显、腰痛、活动受限，自述"行走150多步必须歇一歇"。使用奥施康定止痛药物后，出现便秘；服用麻子仁丸则腹泻。腹泻、便秘交替，患者痛苦不堪。睡眠差，近两月体重下降5kg，食欲尚可，不喜甜食。

既往史：胆结石、胃溃疡、低血压。

体征：面黄，眼睑淡，舌质嫩红，脉沉弱难以触及。舟状腹，腹部扁平，缺少弹性。

处方：炙甘草汤。生晒参10g，炙甘草20g，麦冬30g，阿胶10g，生地黄30g, 肉桂10g, 火麻仁30g, 干姜5g, 红枣50g。黄酒5汤匙入煎, 10剂。

2021年1月25日二诊: 服药后, 体重止跌回升, 便秘消失, 贫血貌改善。奥施康定镇痛时间延长, 心悸心慌减少, 心率由100次/分降至80次/分。近期中药暂停后, 奥施康定镇痛效果减弱, 伴有腰痛拘急, 食欲一般, 脉沉弱。

二维码1 扫码看黄煌教授病历手迹

处方: 原方生晒参加量至15g, 加生白芍20g。15剂。(二维码1)

2021年2月8日三诊: 服药后体重上升, 食欲改善, 手心温度较前升高。现诉近期双髂关节处疼痛加剧, 奥施康定加量, 大便干结、2~3日一行, 小腿足背轻度水肿, 面色萎黄, 唇色淡紫色, 舌胖, 苔白腻, 脉大。

处方: 炙甘草汤加熟地黄30g, 玄参30g, 天冬30g。25剂。

【黄师按语】

炙甘草汤是一张调理肿瘤患者放化疗后极度虚弱体质的好方。尤其适用晚期癌症患者的恶液质状态, 也就是气血津液严重消耗的"虚劳病", 这类患者往往能量缺乏、血容量不足, 以消瘦贫血为主要表现, 伴有心律失常。如本案患者食道癌手术, 经历漫长的化疗、免疫疗法等治疗后, 出现房颤、心悸等表现, 这个时候需要这张既能理虚生血纠正贫血, 又能定悸复脉抗心律失常的炙甘草汤。

食欲不振者, 慎用炙甘草汤。方中的地黄、阿胶、麦冬易滋腻碍胃, 导致食欲下降、腹胀腹泻等表现, 我多在方中加入黄酒共煎, 以减少上述副作用。对食欲素差、体质柔弱者, 我用一剂服两三天的小剂服法，或用开水将汤液稀释服法。本案二诊加生晒参、白芍是寓含新加汤，取其治疗"发汗后，身疼痛，脉沉迟"之功。三诊加重滋阴药是考虑放化疗后气阴耗竭导致的骨转移疼痛，且大剂量的熟地黄、生地黄能润肠通便。

2.临证实践1——肺癌骨转移案

叶某，男，68岁。2020年7月24日初诊。

病史：肺癌晚期骨转移1年余，无法进行手术及放化疗。多次靶向药物治疗后，因身体虚弱而暂停。手臂、肩背部持续性疼痛，服用吗啡及其他止痛药6片，止痛效果一般。白天易嗜睡，口淡无味，食欲差，大便干结，数日一解，半身汗出，睡眠差。发病以来，体重下降明显。

既往史：糖尿病10多年。

体征：身体羸瘦，面色黄暗无光泽，疲倦貌，眼睑淡。舌瘦红嫩，无苔，舌面略干；扁平腹，脐跳。

（二维码2）

二维码2　扫码
看患者舌象

处方：炙甘草汤。炙甘草20g，桂枝15g，生晒参15g，生地黄50g，红枣20g，麦冬30g，火麻仁30g，阿胶珠8g，生姜5g，肉桂10g。14剂，米酒50mL入煎，1剂分2天服用。

2020年8月20日二诊：服药后疼痛减轻，口中淡而无味改善，有食欲，能进食。原方14剂。

2020年9月9日三诊：食欲可，大便通畅，皮肤干燥。原方14剂。

2020年9月23日四诊：食欲渐好，舌暗红水滑，薄白苔少许可见，大便通畅，再次启动靶向药物治疗。原方14剂。

2020年10月8日五诊：声音嘶哑，咽喉疼痛，吞咽困难，检测一侧声带运动功能减弱，口干，大便3~4日一解、偏干。舌红无苔，舌面水滑滴水。

处方：炙甘草汤原方、吴茱萸汤合麦门冬汤，两张处方各7剂，交替服用。

吴茱萸汤合麦门冬汤：吴茱萸20g（开水焯洗3遍后入煎），生晒参15g，生姜10g，红枣30g，麦冬70g，清半夏10g，甘草15g。自备粳米一撮入煎，米熟汤成，小口多次抿服。

患者两方交替服用后，吞咽困难略好转，但整体状态持续恶化，肩膀疼痛加剧，加大止痛药内服效果差。10月底突现舌面腐腻剥苔，并于不久自行消失，持续靶向治疗并服用炙甘草汤，患者于2020年12月底去世。

3.临证实践2——干瘪老奶奶的失眠案

任某，女，86岁。身高155cm，体重40kg。2020年10月8日初诊。

病史：睡眠障碍10年，服用艾司唑仑2片，半夜易醒后难入睡，易心慌心悸，时有胸闷，大便干结、数日一解。平素性格急躁，易腰酸背痛，食欲正常，夜尿2~3次。

既往史：高血压病20年，房颤15年。

体征：体瘦面黄，皮肤干燥，头发枯黄，舌红，苔少，脉叁伍不

调, 腹软, 扁平腹, 脐跳。(二维码3)

处方: 炙甘草汤。炙甘草20g, 桂枝15g, 党参15g, 生姜15g, 红枣20g, 麦冬15g, 火麻仁20g, 阿胶珠8g, 生地黄25g。14剂。

二维码3 扫码看患者体质特征

2020年10月29日二诊: 反馈中药甜甜的, 口感好, 半夜早醒减少, 早醒后能入睡; 大便通畅, 腰酸背痛减轻, 自觉体重有增加。原方14剂。

2020年11月19日三诊: 体重明显增加, 体重44kg; 睡眠质量好, 减量服用安眠药。原方14剂。

2020年12月3日四诊: 诸症好转, 体重上升, 停服持续了10年的艾司唑仑, 睡眠质量好, 几乎无早醒, 脉弱律齐。原方14剂。

2021年1月28日五诊: 面色精神好, 食欲睡眠正常, 大便偶有干结, 体重49.9kg, 脉弱律齐。原方14剂。

2021年4月8日六诊: 自2月起停服中药近2个月, 大便偏干, 隔日一解; 睡眠质量好, 未发作心悸胸闷; 精力恢复好, 往年清明节上山劳累必导致房颤发作, 今年登山平安无事。近日体重又有下降趋势, 要求再配甜中药服用。

【临证体会】

黄师用炙甘草汤非常重视对体质特征的把握。炙甘草汤人就是《金匮要略·血痹虚劳病脉证并治》条文中的"虚劳不足"。"虚"是体重下降消瘦的客观体征, "劳"则是指疲劳乏力的主观感受, "不足"可以理解为营养不足、气血亏虚的虚弱状态。因此, 身体消瘦, 甚至骨瘦如柴的羸瘦, 伴有毛发枯萎、皮肤干瘪、唇舌暗淡、面色萎黄的贫血貌，就是炙甘草汤人的典型特征。笔者临证实践案中"干瘪的老奶奶"就是一个典型的炙甘草汤体质。这类人群，可见于慢性消耗性疾病，也多见重病大病、肿瘤晚期放化疗后的恶液质，如笔者医案的晚期肺癌骨转移患者。

炙甘草汤营养丰富。据报道，本方煎出液中富含9种人体必需的氨基酸，含量明显高于牛乳、鸡蛋、肉类、面粉和大米。因此，炙甘草汤是一张适用于癌症晚期呈恶液质者及长期素食或忌口导致营养不良贫血患者的营养支持方。笔者治疗失眠便秘的房颤患者，体重在短短的3个月左右，由初诊的40kg上升到49.9kg，可见炙甘草汤的滋养功效之神奇。黄师用炙甘草汤在恶性肿瘤疾病中，以食道癌、胃癌、口腔癌、肾癌、肺癌应用较多，虽然肿瘤晚期的治疗预后极差，但在炙甘草汤的营养支持下，能减轻痛苦，提高生存质量。笔者的肺癌骨转移医案患者虚弱的体质在一次次的靶向治疗后，最终回天乏术。但家属非常感激中医药延长了患者的生命，因为在炙甘草汤的支持下，他是住院病房患者中生存时间最长的一个。

对恶性肿瘤手术、放化疗后的治疗，薯蓣丸也是黄师常用的经方。方证鉴别：首先是体质不同，薯蓣丸是虚羸体质伴有水液滞留状态；炙甘草汤属于虚羸体质的阴血亏虚状态。其次大便的性状不同，薯蓣丸多便溏；炙甘草汤多便秘。再则食欲好差不同，炙甘草汤中生地黄用量最大，原文用量达到1斤，容易滋腻碍胃，因此炙甘草汤人大多食欲正常；薯蓣丸则大多食欲不振，以少食易饱为主。最后从舌诊区分，炙甘草汤大多舌红瘦、少苔，甚至光剥；薯蓣丸多为舌淡胖，苔薄腻。

炙甘草汤营养丰富，属于经方中的膏滋补品，故黄师常在方中加入米酒或黄酒共煎，以减少滋腻碍胃的副作用。肥胖、水肿、高血压、糖尿病、高脂血症，以及有心脑血管血栓病史、血压黏稠度偏高的患者，应谨慎使用。

4.跟师抄方——夜间异常运动的少女案

钱某，女，24岁。身高150cm，体重40kg。2020年7月21日初诊。

病史：夜间抽动症20年。患者在3岁时出现睡眠中发作性四肢抽动现象至今；伴有睡眠中咂嘴抽动、磨牙、扯头发，以及在房间整理物件、叠衣后上床睡觉等梦游行为，事后自己无记忆。目前发作频繁，每周发作2~3次。在上海、北京等多处求诊，病因不明。2012年7月，在首都医科大学宣武医院住院诊断为"夜间发作性异常运动，癫痫可能性大"。用丙戊酸钠、奥卡西平等治疗后，症状无改善，遂停药。平素极其胆小，别人无感的鞭炮声响，患者半天才能缓过神来；白天遇到紧张的事也易触发四肢抽动现象，易口溃齿衄，有甜食嗜好，受凉后易腹痛。月经周期33天，经期7天，末次月经7月8日。

既往史：2岁时有头部摔伤史。

家族史：母亲幼时曾偶发异常运动。

情绪量表评分：A4D1。

体征：体瘦面黄，眼圈暗，肤白唇红，面部痤疮散发；舌红，舌苔薄黄；腹肌紧张如板。

处方：甘草泻心汤。炙甘草10g，生甘草10g，黄连5g，黄芩15g，姜半夏15g, 党参15g, 干姜5g, 红枣30g。15剂, 服用5天停2天。

另: 炙甘草200g, 每次10g, 泡水代茶饮。

2020年8月1日二诊: 服上方症状有减, 原方15剂, 隔天服用。

2020年10月4日三诊: 持续服用后, 夜间异常运动发作频率减少, 腹肌较前松软。

处方: 原方20剂, 隔天服用。

2020年12月18日四诊: 病情平稳, 诉夜间偶有磨牙、扯头发、手脚抽动等动作, 有口气。

处方: 原方20剂, 隔天服用。

2021年1月22日五诊: 家人代诉, 夜间起床整理东西 (梦游) 现象消失, 食欲正常, 口气重, 夜寐不沉, 夜间小便时尚有手抖状态, 唇色时红时白, 手机照片下舌淡红、苔薄润。

二维码4　扫码看黄煌教授病历手迹

处方: 甘麦大枣汤加百合。炙甘草10g, 生甘草10g, 淮小麦50g, 百合干50g, 大枣50g。20剂, 症减改隔天服。(二维码4)

【黄师按语】

本案发病多年诊断不明, 患者的症状表现怪异且有相对固定的发作时间, 白天宛若常人; 同时伴有消化道症状以及口腔黏膜溃疡, 为《金匮要略》记录的"狐惑病": "狐惑之为病……其面目乍赤、乍黑、乍白……甘草泻心汤主之。"患者时红时白的唇色, 与条文描述几乎一致。

甘草泻心汤有修复黏膜、止泻、除烦的功效。临床多用于皮肤、消化道、生殖道、眼睛等黏膜充血、糜烂、破溃为特征的疾病，部分患者亦会罹患以失眠、烦躁为表现的精神心理疾病，如精神分裂症、抑郁症、焦虑症、梦游症、神经症等，如本案的"狐惑病"。

应用本方的关键是甘草用量要大，我一般用炙甘草、生甘草同煎，而甘草用量的大小取决于患者体型的胖瘦、腹直肌的紧张程度。为加大甘草功效，本案在服用甘草泻心汤的同时，加用炙甘草泡水代茶饮。

5.临证实践1——食管癌术后彻夜不眠案

胡某，男，66岁。身高167cm，体重51kg。2021年2月6日初诊。

病史：食管癌手术后，彻夜不眠1个月。医院同事微信求助，她的父亲因"咽部异物感2年，咽痛2个月，声音嘶哑1周余"，诊断为食管恶性肿瘤（颈段食管，累及下咽部，T4NOMO），于1月6日行下行颈段食管癌切除肌瓣修复术+全喉切除术+梨状窝切除术+双侧颈部淋巴结清扫术+气管成形术+食管再造术。手术后患者状态差，入睡困难，服用安定等药物也无效，逐渐加剧；近半个月来彻夜不眠，二便正常，鼻饲管进食。

体征：微信视频下可见体瘦面黄，眼睛有神，眉头紧皱；舌暗红，舌体胖，舌苔黄腻水滑。（二维码5）

二维码5 扫码看舌象

处方：黄连温胆汤。黄连10g，竹茹15g，枳壳20g，姜半夏20g（先煎），红枣20g，干姜5g，茯苓30g，甘草10g。7剂。

2021年2月8日上午微信反馈：半个多月整夜不睡的患者在服药

当晚能入睡3小时。

2021年2月25日二诊：深睡眠时间依然只有3小时。其余时间则上床平躺20分钟即觉身体有难以描述的不适，需起床行走半小时，并要求家属用力按压、捏掐皮肤有痛感后上床休息；半小时左右再次不适，要起床行走、按压……循环往来，痛苦不堪。患者体瘦痛苦貌，手凉，舌淡胖，苔薄黄腻，脉细数，扁平腹，脐跳。

处方：甘草泻心汤。炙甘草15g，生甘草15g，清半夏20g（先煎），黄连5g，黄芩10g，生晒参10g，红枣20g，生姜20g。7剂。

2020年3月4日三诊：患者面露笑容，深睡眠时间延长，不需要家人按压揉掐身体，黄腻水滑苔渐少。原方14剂。

持续服用甘草泻心汤后，睡眠逐渐恢复正常，情绪稳定，按计划进行放疗。

【临证体会】

本案患者突然诊断为恶性肿瘤，并快速地进行了一次重大手术，尽管手术成功，局部组织修复顺利，但给患者造成了巨大的心理创伤；加上手术后患者暂时丧失了语言功能，内心的恐惧、担忧无法表达，引发焦虑、抑郁等情绪异常，最终导致彻夜难眠，这是创伤后应激障碍。初诊根据患者眼睛有神、眉头紧皱等特征，断定为半夏人的焦虑失眠，用黄连温胆汤。

温胆汤在《三因极一病证方论》中的条文分别为"大病后，虚烦不得眠（卷九）""心胆虚怯，触事易惊，或梦寐不祥，或异象惑……或短气悸乏，或复自汗，四肢浮肿，饮食无味，心虚烦闷，坐卧不安（卷十）"。本案患者初诊的表现符合"虚烦不得眠""心胆虚怯"的描述，失眠虽有改善，但功效有限；后根据失眠伴随的一些怪异表现：卧起不安、莫名的身体不适、喜按压捏掐有痛感刺激等，且都是出现在夜间，白天则消失，断定为"狐惑病"而换用甘草泻心汤。方证相应，效如桴鼓！

　　"狐惑病"在古代是指为狐妖所蛊惑，出现了一些常人无法理解的表现，且多在夜间。历代医家有很多用甘草泻心汤治疗精神情志类怪病的经验，以下摘录《皕一选方治验实录》中的2则医案以供参考。

脏躁（赵明锐医案）

　　贺某，女，38岁。因孩子暴殇后，悲愤异常，不久即现精神失常。每日下午至晚上即自言自语，哭笑不休，夜间虽能勉强入睡，但一夜之间数次惊醒，心悸不宁，躁扰不安，精神恍惚，有时独自乱跑，早上至上午的时间则清醒如常人。如此两月之久，虽经断续治疗，时好时坏，不能巩固。初诊时，患者正在清醒时候，故能将自觉症状反映清楚，心神或清醒如常，或模模糊糊，烦冤懊忱，胸下憋胀不舒，口干舌燥，但不欲饮水。善太息，易感动。脉数大无力，苔白腻。证属心肝血虚，血燥肝急，兼痰热壅聚，时扰心神所致。遂投服甘草泻心汤。连服3剂，症情大有好转。后宗此方加减服十余剂，诸症痊愈。

梦游症（中神琴溪医案）

　　16岁独生女，已经订婚，患有奇病。每日夜间，家人入睡后，则暗自起床，翩翩起舞，其舞蹈姿势，绝妙娴雅，恰似名演员舞蹈。余偷观之，舞姿各式各样，随曲调变换而舞。时间一到即止，入床就寝，翌日早晨，照常起床，如一般人而无异常。与其提起此事，亦毫无记忆。祭狐仙与祈祷等均无用。唯恐婆家得知退婚，故前来请先生医治。先生听后，认为此证即狐惑病（精神病之一种，此为梦游病）。诊察之后，与甘草泻心汤。数日此奇病治愈，平安结婚，已生小孩。

6.临证实践2——反复发作的痒疹案

周某，男，35岁。身高167cm，体重55kg。2020年5月15日初诊。

病史：结节性痒疹2年。去年无明显诱因下双上肢皮肤出现暗红色结节样皮疹，后逐渐增多到全身；伴剧烈瘙痒，夜间尤为明显，影响睡眠。诊断为湿疹、结节性痒疹。外用各类药膏，内服抗过敏药物、雷公藤、复方甘草酸苷片，静脉注射硫代硫酸钠、激素，服用各名医中药合计213帖均无效。饮食二便正常，怕热易汗。

二维码6 扫码
看唇、舌象

体征：中等偏瘦身材，眼睑红，嘴唇暗红有脱皮，面部、胸背、四肢部多发暗红丘疹"疙瘩"，如绿豆到蚕豆般大小不一，按压偏硬有疼痛。舌胖淡红，苔薄白，脉滑；腹软，心下振水音。（二维码6）

处方：防风通圣散合大黄䗪虫丸。麻黄10g，石膏20g，制大黄15g，芒硝10g，荆芥15g，防风15g，薄荷5g（后下），桔梗10g，滑石15g，当归10g，川芎10g，栀子15g，黄芩10g，连翘20g，赤芍15g，苍术15g，生姜15g，甘草10g，桃仁15g，杏仁15g，水蛭5g，虻虫5g，生地黄20g。14剂。停服所有西药及外用药膏。

2020年5月29日二诊：皮损处瘙痒剧烈，皮损抓挠出血，心胸部位有痞塞感, 呃逆, 牙龈出血。

处方: 越婢加术汤合泻心汤合大黄䗪虫丸。麻黄10g, 石膏20g, 生姜15g, 红枣20g, 甘草10g, 苍术20g, 制大黄15g, 黄连5g, 黄芩15g, 赤芍15g, 桃仁15g, 杏仁15g, 水蛭5g, 虻虫5g, 生地黄20g。14剂。

2020年6月19日三诊: 牙龈出血减少, 下肢暗红结节样皮疹略软, 瘙痒反复, 时有新发皮疹, 肛周瘙痒。

处方: 大黄䗪虫丸合桂枝茯苓丸。制大黄15g, 桃仁15g, 杏仁15g, 赤芍15g, 生甘草10g, 生地黄20g, 黄芩15g, 水蛭5g, 虻虫5g, 茯苓15g, 牡丹皮15g, 桂枝15g。14剂。

2020年7月17日四诊: 皮疹瘙痒略少, 下肢皮肤新发红斑丘疹反复。述近日唇炎瘙痒、脱皮明显, 肠鸣, 大便不成形, 肛周瘙痒, 既往有慢性肛周湿疹。舌胖, 苔薄腻, 脉滑数; 腹软, 脐跳。

处方: 甘草泻心汤。姜半夏15g, 黄芩15g, 黄连5g, 干姜10g, 生晒参10g, 炙甘草10g, 生甘草15g, 红枣20g。7剂。

2020年7月24日五诊: 肠鸣便溏好转, 唇炎依然, 下肢皮损明显减轻, 硬结变薄渐软, 无新发。

处方: 原方14剂。

持续服药甘草泻心汤至2021年2月, 皮疹逐渐控制, 红斑偶有新发, 上肢胸背部丘疹样硬结渐渐消失, 下肢皮损渐软变淡, 瘙痒减轻, 夜间不再瘙痒难忍, 顽疾已去。(二维码7)

二维码7 扫码看皮疹对比

【临证体会】

此案经历2个月的无效治疗后换方，才渐入坦途，皮疹最终得愈。回顾本案之教训有二：第一，方证知识掌握不足。胸中没有充足的方证知识点，眼前再典型的方证依然被忽略。此案笔者一开始紧盯着四肢部位的皮疹，而忽略了唇炎及肛周的特异性表现，直至四诊才发现了典型的甘草泻心汤证：胃肠道、皮疹、口唇及肛周黏膜表现。后续病案整理时，发现甘草泻心汤证一直都在，是我不识证。第二，惯性思维之误。临证一见皮疹，即用麻黄类方发汗；皮疹暗红结节，即为瘀结，多用大黄䗪虫丸与桂枝茯苓丸活血化瘀散结。眼中只有皮肤，却忘了整体，既往的皮肤病治疗经验变成了思维的枷锁。

本案为《金匮要略·百合狐惑阴阳毒病脉证治》中的"狐惑病"，即白塞病表现在皮肤黏膜上的一种类型。白塞病，又称贝赫切特综合征，是一种全身性免疫系统疾病，属于血管炎的一种。其可侵害人体多个器官，包括口腔、皮肤、关节肌肉、眼睛、血管、心脏、肺和神经系统等，主要表现为反复口腔和会阴部溃疡、皮疹、下肢结节红斑、眼部虹膜炎、食管溃疡、小肠或结肠溃疡及关节肿痛等。

7.跟师抄方——情绪异常的失眠案

某女，67岁。身高158cm，体重50kg。2018年8月21日初诊。

病史：失眠伴心慌20年，长期服用艾司唑仑，近一二年来体重突然下降，经常彻夜不眠，夜里翻身不停，梦话多，经常从床上掉下来，平时行为异常，情绪暴躁，有恐惧感，易悲伤，健忘，背部不适，常用手捶背，眼干，口干口咸，汗多，大便干结难出，数日一解。既往曾有自杀史。

体征：体瘦肤白，脸色憔悴，皮肤粗糙，满脸皱纹，坐立不安，动作颇多，肢体动作幅度大，动作不协调，舌淡红，苔光，脉细，手掌干燥。

处方：甘麦大枣汤合百合知母汤合百合地黄汤。浮小麦50g，炙甘草20g，红枣50g，百合干30g，熟地黄20g。15剂，症减隔天服。

2018年11月13日二诊：睡眠好转，夜寐安稳，没有出现滚下床的现象，情绪较稳定。原方加生地黄30g。20剂，隔天服。

2019年4月23日三诊：睡眠好转明显，情绪稳定，就诊时神情安定，无手足乱动现象。

【黄师按语】

甘麦大枣汤是古代"脏躁病"专方，有镇静、抗焦虑、缓解各种痉挛的作用，适用于以精神恍惚异常、躁动不安为特征的疾病。脏躁病与百合病都属情志异常类疾病，两者临床症状类似，女性多发。我在临床多用甘麦大枣汤与百合地黄汤合用治疗女性情志病，一般用于舌红憔悴、皮肤干燥、月经量少者。

8.临证实践——不开心的孕妇案

郑某，女，30岁。身高159cm，体重60kg。2019年11月30日初诊。

病史：妊娠抑郁半年。患者半年前意外二胎怀孕，产前常规检查为双胞妊娠，考虑到孩子照护、上学住房等经济压力等问题，情绪不佳。在随后的常规产检过程中，出现前置胎盘、宫颈机能不全等诊断,多次被告知有早产的风险,患者紧张焦虑更甚。近几个月来入睡困难,甚至彻夜不眠,或噩梦不断,情绪低落,经常落泪哭泣,心慌时作,食欲差,二便正常。

体征:中等偏瘦体型,丹凤眼,神情落寞恍惚,叙述时频繁落泪;舌红,苔薄,脉滑数,腹肌紧张。

处方:甘麦大枣汤。炙甘草15g,淮小麦50g,红枣20g。7剂。劝慰患者要有"船到桥头自然直"的心态,减少对未来的焦虑;建议理性对待产检异常数据,不要被数据困扰,生命是一种感觉而非数字。

2019年12月7日二诊:孕妇微笑着来到诊室,本周情绪大好,入睡明显改善,很少胡思乱想,心慌消失,梦境正常。守方20剂。

2019年12月30日三诊:常规产检复查超声无异常,服药后心情愉悦,很少生气。

2020年3月,平安分娩两个健康宝宝。

【临证体会】

甘麦大枣汤在《金匮要略·妇人杂病脉证并治》条文为:"妇人脏躁,喜悲伤欲哭,象如神灵所作,数欠伸,甘麦大枣汤主之。"这张方是古代治疗脏躁病的专方。脏躁病多见妇人。"如有神灵所作"比喻为鬼神附身,提示脏躁病的表现方式怪异多样,并且带有极强的感情色彩,与西医学的精神障碍的"癔病"表现接近。"数欠伸"指反复频繁的打呵欠、伸懒腰等动作。

日本汉方家尾台榕堂在其《类聚方广义》中云:"脏者,子宫也。此方治脏躁,以缓其急迫。孀妇室女,平素忧郁无聊、夜夜不眠等人多发此证。发则恶寒发热，战栗错语，心神恍惚，坐卧不安，悲泣不已，服此方立效。又癫痫、狂病，与前证类似者，亦有奇验。"本案女子平素性格抑郁，胆小易惊，受意外二胎怀孕后经济、家庭、医院检查等多重因素刺激后，出现精神恍惚、无故悲伤落泪、失眠噩梦等症状，当属脏躁病无疑，且其体瘦、腹肌紧张，符合甘麦大枣汤体质，"方证相应"疗效佳。

　　甘麦大枣汤药仅3味，且均为厨房药膳之品，适合患者自行煎煮。煎煮时，散发出小麦的清香及红枣、甘草的香甜，能让患者在煎药等待时心情愉悦，充分发挥甘麦大枣汤的宁心安神作用。

9.跟师抄方——体重下降20kg的胃癌案

　　毛某，男，70岁。身高175cm，体重62kg。2020年7月6日初诊。

　　病史：2019年4月行胃癌全切手术，6次化疗后，体重下降近20kg。现诉乏力明显，以下肢疲软感为主，自觉中气不足，白细胞降低（$2 \times 10^9 \sim 3 \times 10^9$/L）；伴有轻微干咳，气短，大便每天1~2次、偏稀，食欲一般。

　　家族史：母亲患肠癌，妹妹患胃癌。

　　体征：体瘦骨架大，面黄唇暗，倦容；舌淡，苔光剥，脉空大；扁平腹，腹部按压缺乏弹性。

　　处方：薯蓣丸。山药50g，生晒参10g，白术10g，茯苓10g，炙甘草15g，当归10g，川芎10g，白芍10g，熟地黄15g，麦冬15g，阿胶10g，肉桂10g，柴胡10g，防风10g，杏仁10g，桔梗10g，神曲10g，白蔹10g，大豆黄卷10g，干姜10g，红枣50g。10剂，每剂服用

2天。(二维码8)

2020年9月7日二诊:服药后白细胞计数上升,体重无下降,大便成形。原方去阿胶(考虑患者经济状况一般),加制黄精10g。15剂,每剂服用2天。

2020年12月7日三诊:红细胞、血红蛋白复查均有上升,体重稳定上升至63kg;舌上有薄白苔,腹肌弹性可。20剂,每剂服用2天。

2021年2月1日四诊:持续服用薯蓣丸后,患者乏力感减轻,食欲好,白细胞上升,体重增加至63.8kg,二便正常,面色渐红润。20剂,每剂服用2天。

【黄师按语】

经方治疗肿瘤的基本思路:第一是调整体质状态,改变肿瘤生存环境;第二是缓解症状,提高生存质量;第三重视生存期的延长,力求达到人癌长期共存。薯蓣丸能增进食欲、改善贫血、升高白细胞、提高生活质量、延长生存期,且无任何副作用,可视为肿瘤患者的常规调理方。薯蓣丸特别适用于恶性肿瘤患者见消瘦、贫血、食欲不振者,以及高龄肿瘤患者的保守治疗。临床观察发现,本方对肺癌、肠癌、胰腺癌、胃癌、多发性骨髓瘤等肿瘤效果相对好,化疗期间服用可减轻化疗的副反应。

10.临证实践——虚弱的膀胱癌案

赵某,男,77岁。身高170cm,体重52kg。2020年6月17日初诊。

病史：2020年6月7日无明显诱因下出现无痛性肉眼血尿，诊断为膀胱癌。行电切术、吉西他滨膀胱灌注化疗后，体重下降，食欲差，易疲劳，气短乏力，动辄加剧，手足冷，大便不成形，双下肢浮肿，睡眠一般。

既往史：2018年11月行右侧肺癌术，有陈旧性肺结核病史。

体征：体型中等偏瘦，眼睑淡红；舌淡红胖嫩、中裂纹，苔白厚腻，脉大；腹力中等偏弱，脐跳。（二维码9）

二维码9　扫码看舌象

处方：薯蓣丸。山药50g，生晒参8g，白术8g，茯苓8g，炙甘草12g，当归8g，川芎8g，白芍8g，熟地黄12g，麦冬12g，阿胶5g，肉桂5g，柴胡8g，防风8g，杏仁8g，桔梗8g，神曲8g，白蔹8g，大豆黄卷12g，干姜8g，红枣30g。14剂，每剂服用2天。

患者服用薯蓣丸后，食欲提升，动辄疲劳感减轻明显，大便成形，双下肢浮肿消失，厚腻白苔变薄，自我感觉良好。每半个月按时复诊，主动要求原方再服。2022年9月复诊，体重回升至69kg，精神饱满。2年来患者历经膀胱化疗14次，均修复良好；肿瘤科手术医生说他是恢复最好的案例，建议继续服用中药，不要停。

【临证体会】

薯蓣丸是治疗虚劳病的专病方，但其方证表述极其简单："虚劳诸不足，风气百疾，薯蓣丸主之。"这给初学者的临床运用带来了困惑，笔者在学经方之前，从未用过薯蓣丸，跟诊黄师后才明白应用方法验之临床，屡见佳效。

薯蓣丸并无清热解毒抗肿瘤样作用，不属于对病用方，故临床多从"方人相应"入手。薯蓣丸适用人群以肿瘤手术及放化疗术后出现恶液质状态为多。其人消瘦，有贫血貌，食欲下降，声低懒言，易疲倦等。两则肿瘤术后的患者都用薯蓣丸取得满意疗效，着眼点均为体质特征。

薯蓣丸与炙甘草汤的方证鉴别，两方都可见于羸瘦、贫血貌、神情憔悴萎靡。但炙甘草汤证易出现心律失常、心悸、腹部动悸感、大便偏干、便秘、舌质暗红、舌苔偏干、脉结代；薯蓣丸证的要点是大便稀溏、舌体偏淡胖、舌苔腻、脉细无力。炙甘草汤适用于以阴虚为主的状态，属于传统的滋阴方；薯蓣丸适用于脾阳虚导致体内水液代谢滞留的状态。

黄师经常将薯蓣丸比喻为机体的后勤保障部门，是机体经历手术、放化疗后休养生息的一张重要经方。黄师经常嘱咐患者服用此方不能急功近利，需要小剂量平波缓进，疗程以年月为单位，即使放化疗期间也应服用。薯蓣丸能让癌症患者胃口不倒、体重不减、精神不垮，最终达到"扶正留人"的目的。

二、桂枝类方

11.跟师抄方——捐肾手术后自汗案

我得知外地一位朋友做了捐肾手术，所以电话问候她。电话中的声音低微,她说"没有一点食欲,希望吃中药调理一下"。问她还有哪些不舒服。她说"汗很多,人疲乏无力"。问她有无发热,她说"手术后曾有过,但现在手术后十多天了,体温正常,但自觉身体发热"。她是一位舞蹈老师,人到中年,依然苗条,因为皮肤干,常服温经膏。她是我常说的桂枝体质。遂短信处方,桂枝汤原方:桂枝15g,白芍15g,炙甘草5g,生姜5片,红枣10枚,水煎温服,药后喝碗热米粥,我说过两三天看看。过两天短信来了,说服药以后汗没了,吃东西也好多了。

桂枝汤是治疗自汗的经方,这种自汗,大多见于瘦弱之人,经过极度疲劳、饥饿、寒冷、创伤等刺激,精神不振,烘热汗出,心悸,食欲不振。为何会出汗?传统的解释是营卫不和,是表虚,也就是机体的自我稳定、自我和谐能力下降的缘故。桂枝汤就是调和方,是强壮方,是抗疲劳方。我那位朋友经过一场大的手术,是一次较大的创伤,自汗就是体质虚弱的表现之一。桂枝汤不仅仅单纯地收敛汗液,而是调整体质,是通阳气。药后果然胃气来复,汗也收了,桂枝汤帮助她较快恢复了健康。桂枝汤方很小,药仅仅5味,价极廉,但效果却极显著。几千年来,屡用屡效,是千古良方。我真希望大家多多使用桂枝汤。(《黄煌经方医话·临床篇》)

12.临证实践1——绝经后出汗异常案

黄某,女,62岁。身高162cm,体重68kg。2021年5月13日初诊。

病史:出汗异常4年。患者自58岁绝经后,出现烘热自汗,动辄汗出, 凌晨1时许盗汗频发; 伴怕风怕冷, 略受风寒则喷嚏连打, 清水涕长流, 服用多种中西药乏效求诊。平素脾气急躁, 易心慌, 失眠早醒, 下肢易抽筋。

既往史: 2018年1月肺栓塞手术, 2018年8月心动过缓安装起搏器, 有糖尿病、低血压史。

体征: 体型中等, 面色黄, 唇暗淡, 舌淡嫩, 脉缓弱, 腹力中等。

二维码10 扫码看舌象及病历

处方: 桂枝汤。桂枝15g, 肉桂15g, 生白芍30g, 红枣30g, 生姜30g, 生甘草15g。7剂, 每次100mL, 一天3次温服。临睡前服药后, 进食热粥一小碗, 覆薄被以发微汗。(二维码10)

2021年5月20日二诊: 服药第3天起, 出汗渐少; 临睡前服药发微汗后, 夜间盗汗消失。喷嚏清水涕消失, 睡眠差易早醒, 有心悸。

处方: 桂枝汤原方。14剂, 白天服用。

酸枣仁汤合百合知母汤。酸枣仁20g, 茯苓20g, 茯神20g, 川芎10g, 知母15g, 生甘草5g, 百合50g。7剂, 临睡前服用, 1剂分2天服用。

2021年6月16日三诊: 自汗无, 偶有潮热, 失眠心慌改善。

处方: 5月20日处方续服。

13.临证实践2——瘦弱老奶奶的心慌案

周某, 女, 81岁。身高155cm, 体重50kg。2021年3月11日初诊。

病史: 2年来心慌心悸反复发作, 爬楼梯时加剧, 夜间发作多,心内科24小时动态心电图提示: 频发房性早搏, 反复成对, 时呈二、三联律, 偶呈短阵房性心动过速, 偶发室性早搏。服用抗心律失常药物无效, 心慌发作频繁, 无胸闷; 伴自汗, 疲倦乏力, 失眠, 食欲一般, 大便干结、1~2天一解, 下肢小腿肌肉易痉挛。

既往史: 高血压、高脂血症、关节炎、慢性咽炎。

体重: 身体消瘦, 斑秃, 面色萎黄松弛, 黄褐色斑块多; 舌淡红嫩, 苔薄, 舌中裂纹, 右侧舌体大血管瘤, 舌下静脉瘀紫, 脉细、节律不齐; 腹软, 脐跳。(二维码11)

二维码11 扫码看舌象

处方: 桂枝汤。桂枝15g, 肉桂20g, 生白芍30g, 炙甘草12g, 生姜20g, 红枣20g。14剂。每次100mL, 一天3次, 温服。

2021年3月25日二诊: 爬楼梯心悸、心慌感减轻, 夜间发作减少, 自汗少, 大便通畅, 睡眠差。原方14剂。

2021年4月8日三诊: 服药后2周, 心慌未发作, 大便正常, 睡眠差, 早醒, 小腿肌肉痉挛未发作。原方14剂。

桂枝汤原方持续服用至2021年6月底四诊: 心悸心慌未发作, 下肢抽筋无, 大便通畅, 脉弱, 脉律齐。

【临证体会】

《类聚方广义》有云: "桂枝汤者, 盖经方之权舆也。《伤寒论》资始于桂枝汤……" 桂枝汤被誉为 "仲景群方之魁", 临床应用极其广泛。《伤寒论》《金匮要略》中涉及桂枝汤的条文有32条之多, 桂枝汤不仅治疗外感病, 更能治内伤病。如太阳病篇、阳明病篇、太阴病篇、厥阴病篇、霍乱病、呕吐哕下利、妇人妊娠病、妇人产后病篇均可以见到不同的桂枝汤证。如何抓桂枝汤证? 柯韵伯在《伤寒来苏集》中描述:"凡头痛、发热、恶风、恶寒,其脉浮而弱,汗自出者,不拘何经,不论中风、伤寒、杂病,咸得用此发汗。若妄汗妄下而表不解者,仍当用此解肌。如所云头痛、发热、恶风、恶寒、鼻鸣、干呕等病,但见一症即是,不必悉具,唯以脉弱、自汗为主耳……愚常以此汤治自汗、盗汗、虚疟、虚痢,随手而愈。"柯韵伯认为,桂枝汤最重要的方证就是脉弱自汗,这个经验非常重要,笔者两则医案都有此症。

黄师认为,桂枝汤证除了脉弱自汗外,还应重视桂枝药证的"气上冲"。"气上冲"是一种患者的自我感觉,其表现大致有二: 第一,上冲感。气从少腹上冲胸,患者的咽喉部、胸膺部、腹部有突发性的气窒感,胀痛感,甚至呼吸困难,喘促,出冷汗,烦躁乃至晕厥。第二,搏动感。自觉心悸,按压后舒适,或患者全身出现搏动感,或感觉到明显的脐腹部跳动,甚至晕厥。此外,颈动脉的搏动感也可以看作是"气上冲"。气上冲具有突发性的表现特点,许多循环系统的心肌病、心脏瓣膜病、心功能不全、心律失常、低血压等,以及消化道症状等均可以出现气上冲样的症候群。(《张仲景50味药证》第4版) 笔者两则桂枝汤原方医案都出现了气上冲的症候群特征:如绝经后自汗医案中的烘热、盗汗、心慌失眠、低血压、心脏病等;如频发房性早搏医案中的频繁的心慌、心悸、失眠、自汗、脐跳等。

在桂枝类方的应用中,舌象也是重要的抓手。若见舌体柔软、舌质暗淡、舌面湿润、舌苔薄白等舌象，则多属于桂枝证，黄师将以上舌象命名为"桂枝舌"。读者可参考笔者两则验案的舌象图片。另外，根据笔者临床经验，舌体出现血管瘤也是"桂枝舌"的一种类型。

14.跟师抄方——黄瘦女孩的皮肤顽疾案

孙某，女，7岁。身高120cm，体重21kg。2020年8月26日初诊。

病史：特异性皮炎6年。自幼皮疹频发，以四肢大关节窝弯处明显，瘙痒剧烈，皮肤偏干，食欲不佳，挑食；自述经常有稀奇古怪的梦，尿液淡黄泡沫多，大便1~2天1次、偏干。

二维码12　扫码看体质特征及黄煌教授病历手迹等

既往史：过敏性咳嗽，芒果、海鲜过敏。

体征：体瘦，面色偏黄，头发枯黄，唇淡，关节窝处皮肤干燥粗糙，面部、颈部皮肤干燥脱屑，舌淡，苔白，腹肌紧张。（二维码12）

处方：小建中汤。桂枝10g，生白芍20g，炙甘草5g，干姜3g，红枣30g，生麦芽30g，麦芽糖50g（冲服）。20剂，服5天停2天。

2020年9月23日二诊：服药后皮肤瘙痒减轻、干燥粗糙好转，食欲好，反馈药物口感好，大便3~4天1次。

处方：原方干姜改为生姜3片，加山药20g。20剂，隔天服用。

2020年12月9日三诊：持续服药至今，皮肤干燥痒偶作，关节窝弯处皮肤光滑，食欲好，大便通畅，脸色暗黄好转。

处方: 原方20剂, 服药5天停2天。

【黄师按语】

小建中汤是我的儿科常用方, 适用范围非常广泛。我临床常用于小儿的低体重、抽动症、癫痫、便秘、甲减、尿频、不明原因腹痛等疾病。病名虽多, 但只要小朋友的体质出现消瘦、皮肤脸色手足发黄、毛发细软稀少、食量少、挑食、喜好甜食等小建中汤证时, 我就用这张经典的理虚方。本案的抓手就是干燥的皮肤、营养不良的体质。另外, 该患儿病程长久, 前医祛风止痒屡治无效, 提示应改变思路从体质入手论治。

15.临证实践——急性免疫性血小板减少症案

韩某, 女, 4岁。2020年1月18日初诊。

病史: 血小板减少性紫癜3个月。患儿与2019年11月7日发现皮肤瘀斑4天, 发热1天, 鼻衄1次。在浙江大学医学附属儿童医院住院治疗。入院检查: 血小板计数$1×10^9$/L, 诊断为血小板减少性紫癜。给予人免疫球蛋白静脉滴注及止血等治疗后, 血小板恢复至$256×10^9$/L, 皮肤无新发出血点出院。2009年12月3日, 患儿再次以"发现瘀点瘀斑3天, 右侧肢体疼痛1天"入院, 复查血小板计数$13×10^9$/L, 行骨穿术后骨髓细胞检查报告提示: 巨核细胞量增多, 产血小板功能差。结合免疫指标, 修正诊断为: 免疫性血小板减少症(急性), 高胆固醇血症。给予人免疫球蛋白静脉滴注及止血等治疗后, 血小板恢复至$192×10^9$/L。出院告知: 目前没有更好的治疗方法, 建议定期检测血常规, 如果出现皮肤出血点增多、流鼻血、血尿、血便、头痛发热、咳嗽加剧等不适，及时就诊。患儿于2020年1月18日求诊时服用激素5片近2个月，但血小板指标无上升，持续维持在$63×10^9$/L左右，皮肤无瘀点瘀斑，时有腹部不适疼痛，大便偏干，三日一解，食欲一般，睡眠正常。

体征：身材偏矮小，面色偏黄，舌淡红，苔薄，脉细，腹肌紧张。

处方：泻心汤。黄连3g，黄芩5g，制大黄5g。14剂。

以上3味药物用沸水100mL浸泡10分钟后去渣，分2次服用。嘱其停用激素。

2020年2月1日二诊：反馈药物口感苦，患儿有抵触心理。大便通畅，每日一解。原方加红枣2枚，甘蔗汁20mL冲服。14剂，服用方法同前。

2020年3月7日三诊：复查血小板$63×10^9$/L，血小板压积0.059%。

处方：小建中汤。桂枝15g，生白芍30g，干姜5g，红枣20g，炙甘草10g。7剂，自备饴糖30g冲服。

2020年3月14日四诊：药味甜，患儿喜欢服用。原方7剂，服法同前。

2020年4月11日五诊：4月8日复查血常规指标有上升，血小板$79×10^9$/L，血小板压积0.067%。

患者自服药以来无皮下出血及发热现象，持续服用小建中汤至2020年7月16日复查血常规提示：血小板$115×10^9$/L，血小板压积0.098%，患儿面色红润，体重增加，食欲好，家长送锦旗以示感激。

2022年5月随访，病愈无复发。（二维码13）

【临证体会】

小建中汤在《金匮要略·血痹虚劳病脉证并治》中的表述："虚劳里急，悸，衄，腹中痛，梦失精，四肢酸痛，手足烦热，咽干口燥，小建中汤主之。"经典方证言简意赅。

"虚劳"是古代一种慢性耗损性疾病，正如本案患儿反复住院治疗，且生长发育缓慢的状态。原文"衄"的临床表现，可以是皮肤黏膜出血，也可以是鼻衄，或身体其他部位的出血。日本汉方家大塚敬节先生在《汉方诊疗三十年》中说："虚弱儿童经常衄血者，可以视为小建中汤证，曾经用小建中汤止住紫癜病的衄血。""四肢酸痛""腹中痛"在本案中均有相关病证表现。

本案小建中汤病有"虚劳""出血""腹痛"，小建中汤人特征更为明显：患儿的身体偏瘦、营养不良、面黄、大便干结、腹直肌紧张等。另外，患儿爱甜食的饮食喜好也是小建中汤人的特征之一。黄师经常在临证时询问孩童，是否喜欢吃糖？就是在寻找小建中汤证。

16.跟师抄方——暴瘦后无法进食的军人案

鲍某，男，35岁。身高178cm，体重42kg。2019年12月30日初诊。

病史：消瘦无食欲1年余，性格认真的军人因健身房锻炼过度、严格饮食控制后，出现体重下降19kg，导致2次自发性气胸手术。术后自觉体力一泻千里，夏天汗出如雨，服用多种补益肝肾药物无改善而求诊。目前少食即胃部难受，食欲几无，自觉胃蠕动几乎消失，无法进食，采用肠内营养后，体重依然无增加，行走则疲倦乏力，大便干结、数日一解，怕冷明显，就诊时羽绒服外套内着6件厚衣。

情绪量表评分：A6D6。

体征：形体羸瘦，皮肤白皙，舌淡嫩，脉弱；腹壁薄，板状腹，缺乏弹性，脐跳明显。（二维码14）

二维码14　扫码看体质特征及黄煌教授病历手迹等

处方：大建中汤合小建中汤。桂枝10g，肉桂10g，白芍20g，党参15g，炙甘草5g，川椒5g，干姜10g，红枣30g，麦芽糖50g（烊冲）。5剂，1剂分5次服用。

2020年6月3日二诊：持续服药后食欲恢复，能感觉到胃蠕动，逐渐不用鼻饲肠内营养液，能自主进食，大便干溏不定，体重轻微增加，易疲劳乏力，易多愁善感，担心中药疗效达不到预期的效果，害怕体重再次下降……腹软，腹内振水音。

处方：小柴胡汤合苓桂术甘汤合《外台》茯苓饮。柴胡15g，黄芩10g，姜半夏10g，党参10g，炙甘草5g，茯苓30g，枳壳20g，生白术15g，陈皮20g，干姜3g，红枣20g。7剂，浓煎少量频服。

【黄师按语】

本案是一个典型的"虚劳"病。"虚劳"的病因错综复杂，在《金匮要略·血痹虚劳病脉证并治》中就有提及，"五劳虚极羸瘦，腹满不能饮食，食伤、忧伤、饮伤、房室伤、饥伤、劳伤、经络荣卫气伤……"，多种病因作用于人体，引起脏腑、气血、阴阳的亏虚，日久不复而成为虚劳。本案主要是烦劳过度、饮食不节、大病久病、误治失治等多病因夹杂所致。

　　该患者消瘦、食欲差、多汗，结合腹脉诊当属桂枝体质。小建中汤是桂枝类方中的经典理虚方。"虚"为消瘦，"劳"为乏力，故缺乏耐力、体重下降是其重要的客观指征。小建中汤适用于以消瘦、面色黄、食欲不振为表现的慢性疾病及体质调理，有恢复食欲、增加体重、升高血压等效果。

　　小建中汤也适用于手术后食欲不振、便秘的消瘦者。此类体质患者在术后易并发肠粘连、肠梗阻，以及肠功能紊乱，出现腹痛、游走性包块、肠鸣等症状。现代研究发现，大建中汤具有促进肠蠕动、调节肠道菌群、保护和恢复腹部手术后胃肠功能等作用。该患者自觉胃蠕动几乎消失，辨证属于虚寒证，故大、小建中汤合用。

17.临证实践——反复腹痛的消瘦老妪案

　　胡某，女，89岁。身高138cm，体重26.3kg。2020年5月13日初诊。

　　病史：慢性腹痛2年。2018年1月底突发腹痛，经三甲医院行腹部增强CT检查后，诊断：右侧闭孔疝考虑，伴不完全性肠梗阻或麻痹性肠梗阻，主动脉及其分支弥漫多发斑条钙化，部分血管狭窄。经心内科、普外科会诊后，建议手术治疗。因患者年老体弱，手术风险极大，遂行保守治疗。2年来腹痛反复发作，均需急诊室对症处理后缓解。发病以来，体重下降明显。近半年腹痛频繁，1个月发作

6~7次，疼痛发作时伴腹中下坠，肠鸣，双侧少腹部有移动的肿块，疼痛难忍欲撞墙，甚至晕厥，但可自行缓解，食欲差，少食胃胀，大便干结、2天一解，腹部怕冷喜热熨。

体征：身体消瘦，面色萎黄，眼睑淡，痛苦面貌，舌淡红，苔剥，舌面水润细裂纹，手冷，脉弦细，扁平腹，腹直肌薄如一层三夹板，按压缺乏弹性，轻压腹部可见反射性肠蠕动，肠鸣音明显。（二维码15）

二维码15　扫码看体质特征

处方：大建中汤。生晒参20g，干姜10g，生姜15g，花椒10g。

7剂，自煎，自备30g饴糖冲服。

2020年5月21日二诊：药物入口舒适，症状明显改善。服用药物后，肠蠕动增加，大便通畅，1周内腹痛未发作。

处方：大建中汤合小建中汤。生晒参20g，干姜8g，生姜12g，花椒8g，桂枝15g，生白芍15g，红枣20g，炙甘草15g。

7剂，自煎，自备30g饴糖冲服。

守方服用至8月，腹痛仅轻微发作1次，食欲开，大便通畅成形，舌苔渐长，体重上升。后嘱原方减半服用，2020年12月底复诊，食欲好，吃饭香，自述"既往分成3餐吃的食物，现在吃1餐"，大便成形，原来怕冷的身体有了温暖的感觉，能出汗了，精神状态好，脸色渐红润，体重增加至30kg。（二维码16）

二维码16　扫码看疗效对比

【临证体会】

此案先用大建中汤止腹痛，续用大、小建中汤合方善后，取得满意疗效。大建中汤是经典的治疗虚寒腹痛方，《金匮要略》中经典原文："心胸中大寒痛,呕不能饮食,腹中寒,上冲皮起,出见有头足,上下痛而不可触近,大建中汤主之。"患者由于不完全性肠梗阻导致的慢性腹痛,发作的频次与程度均较为严重,其"剧烈腹痛,伴有两侧少腹部移动性肿块"与经典原文的描述如出一辙。且患者为虚寒体质,结合以腹痛为表现的肠梗阻疾病,"方人"与"方病"数据互参,高度指向大建中汤证。

痛止腹安,后续体质调理用温中补虚方:小建中汤。大建中汤擅长治疗急性的虚寒腹痛;小建中擅长调理消瘦、大便干结的慢性腹痛。黄师在临证中,对于大建中汤患者有身体消瘦、便秘、喜甜食等多合用小建中汤,此案亦宗此法。"建中"在中医古代认为是强健中焦之意。大、小建中合用,既能持续促进肠蠕动、改善肠道微循环,也能促食欲、增体重、增强机体免疫能力。日本汉方家矢数道明在《汉方辨证治疗学》中提到大塚敬节时常用大、小建中汤合用治疗胃下垂与胃弛缓日久不愈,并命名为中建中汤。

本案中的腹诊信息极为重要,患者有腹部包块、肉眼可见菲薄腹肌下的肠蠕动且伴有肠鸣音,符合大建中汤的腹诊特点。此腹证也见于小建中汤证。大塚敬节在《汉方诊疗三十年》中有描述:"小建中汤证有时可见到腹直肌像2条棒一样绷突于脐两侧,也可见到像大建中汤证,全腹部软弱无力,透过腹壁可观察到腹部的蠕动。"

18.跟师抄方——慢性咳嗽案

魏某,女,60岁。身高164cm,体重62kg。2020年6月28日初诊。

病史：咳嗽半年。近半年来无明显诱因下反复出现单声咳嗽，咳声不畅，有少量白痰，服用多种中西药物乏效。平素疲劳感明显，午后加重。失眠，入睡困难，每晚需服用高度白酒方能入睡，易醒，梦多，夜间烘热盗汗，近半年来体重下降明显。

既往史：高血压，有青霉素过敏史。

家族史：父亲胃癌，母亲膀胱癌。

体征：体型中等，面黄倦容，舌质嫩，脉弱。腹软，胃内有振水音。

处方：温经汤加红枣。吴茱萸5g，党参10g，麦冬20g，姜半夏10g，炙甘草10g，肉桂10g，白芍10g，当归10g，川芎10g，阿胶10g，牡丹皮10g，干姜5g，红枣30g。15剂，症减隔天服。

2020年7月13日二诊：咳嗽缓解，午后易腹胀，舌嫩红，大便每天3次。原方阿胶减量5g。15剂，1剂分2天服用。

2020年7月27日三诊：咳嗽少，体重止跌略有上升，无烘热汗出等症状。原方20剂，1剂分2天服用。

2020年9月7日四诊：已无咳嗽，体重回升，睡眠质量改善，疲劳感减轻，以前晚饭后不愿意动，现在饭后散步。原方20剂，1剂分2天服用。

【黄师按语】

温经汤是传统的养血调经方，现代研究提示有类雌激素样作用，适用于以羸瘦、唇口干燥、手掌干枯、少腹不适、腹泻为特征的月经不调、闭经、不孕等妇科疾病，以及憔悴女性的体质调理。为什么此方能治疗咳嗽？温经汤中包含麦门冬汤：麦冬、半夏、人参、甘草,适合干枯消瘦、食欲不振的围绝经期女性的慢性咳嗽。

温经汤证是一个症候群。既有月经异常,同时还有睡眠、体重、消化道等问题。温经汤的药物组成中有养血调经的当归、川芎、芍药,还有针对呼吸道的麦门冬、半夏,消化道的吴茱萸、肉桂、干姜等。简而言之,温经汤证的症候群,其实就是现代妇科学中的围绝经期综合征。

19.临证实践1——失眠咳嗽的围绝经期案

栾某,女,53岁。身高157cm,体重60kg。2020年9月27日初诊。

病史:失眠2年,咳嗽1个月。近2年来出现失眠,烦躁;伴有濒死感,胸闷气短,易紧张,多思虑。诊断为焦虑障碍,服用奥思平、希德、阿普唑仑等药物后,睡眠略好转,但停药3~5天即容易出现情绪波动。近1个月来受凉后出现咳嗽,咽痒,咽喉部异物感,怕风怕冷,服用多种药物无效。2019年出现月经稀发紊乱,末次月经2020年4月。

既往史:慢性肾病综合征,有脱肛史。

二维码17 扫码看舌象及体质特征

情绪量表评分:A12D10。

体征:中等偏瘦,疲倦容貌,表情不丰,白发多,面色萎黄、斑多,有眼袋,唇暗淡;舌暗胖嫩有齿痕,舌苔薄白,脉细弱,腹软。(二维码17)

处方:桂枝加厚朴杏子汤。桂枝15g,肉桂10g,生白芍20g,干姜5g,炙甘草10g,杏仁15g,厚朴15g。7剂。

2020年10月3日二诊: 咳嗽毫无改善, 诉疲倦明显, 夜间盗汗, 凌晨烘热自汗, 双下肢抽筋每晚发作。

处方: 温经汤合半夏厚朴汤加红枣。吴茱萸5g, 党参15g, 麦门冬20g, 姜半夏10g, 炙甘草10g, 桂枝10g, 生白芍10g, 当归10g, 川芎10g, 牡丹皮10g, 阿胶6g, 生姜15g, 红枣30g, 厚朴15g, 紫苏叶15g, 茯苓20g。7剂。

2020年10月10日三诊: 咳嗽改善明显, 疲倦感减轻, 咽喉异物感消失, 自觉有紧张恐惧感。

1号处方: 温经汤加红枣。吴茱萸5g, 党参15g, 麦门冬20g, 姜半夏10g, 炙甘草10g, 桂枝10g, 生白芍10g, 当归10g, 川芎10g, 牡丹皮10g, 阿胶6g, 生姜15g, 红枣30g。14剂。

2号处方: 甘麦大枣汤。生甘草10g, 红枣20g, 淮小麦30g。14剂, 水煎代茶饮。

2020年10月24日四诊: 睡眠稳定, 偶有单声咳嗽, 紧张恐惧感减轻。原方守服14剂。

【临证体会】

此案之初用桂枝加厚朴杏子汤, 属于从病入手, 如《伤寒论》"喘家, 作桂枝汤加厚朴杏子, 佳""太阳病下之微喘者, 表未解故也, 桂枝加厚朴杏子汤主之"。患者因为有受凉诱因, 伴怕风怕冷、咽痒咳嗽的表虚之象, 遵循条文用药, 采用桂枝加厚朴杏子汤, 效果一般。二诊笔者从体质入手, 患者属桂枝体质, 其体质特征有围绝期的年龄、瘦弱疲倦的女性、停经半年、烘热汗出、焦虑烦躁、失眠胸闷、舌脉表现等均符合温经汤证, 换方后取效。

此案与黄师的温经汤治咳案如出一辙，均为更年期女性的慢性咳嗽。此案症状繁杂，缺少"方人相应"思维下的用方，疗效低。

黄师常说"治病久久不愈者，不如转为调体"，足见思维方式的重要性。

20.临证实践2——绝经后失眠案

吴某，女，54岁。身高164cm，体重48kg。2020年6月5日初诊。

病史：失眠半年余。半年来无明显诱因下出现入睡困难、易醒后再难入睡，并逐渐加重，依赖安眠药，伴有口苦、口黏、口臭，少食胃胀，大便量少，夜尿多，易疲倦，怕风，易汗出，皮肤湿疹瘙痒。前医以柴胡桂枝汤加龙骨、牡蛎、黄芩、巴戟天30余剂乏效。2019年6月停经。

体征：体瘦，面萎黄无华，眼袋大，面部黄斑多；舌淡红，舌体胖大润泽，有轻度齿痕，脉弱；扁平腹，缺乏弹性。

处方：柴归汤。柴胡15g，黄芩15g，姜半夏15g，党参15g，红枣20g，炙甘草10g，干姜5g，当归10g，川芎10g，茯苓20g，泽泻30g，生白术15g。14剂。

患者守方服用近1个月，睡眠无改善。其他医生再用小柴胡汤合葛根芩连汤合桂枝茯苓丸、柴胡加龙骨牡蛎汤加味等方依然无效。

2020年11月4日二诊：入睡困难，伴有心悸手抖，饥饿时加剧，易胃胀，烘热汗出，喜甜食，午后疲劳，倦容貌，脉弱。（二维码18）

二维码18 扫码看舌象及体质特征

处方: 温经汤。桂枝10g, 白芍10g, 甘草5g, 生姜10g, 吴茱萸5g, 党参10g, 麦冬20g, 姜半夏10g, 当归15g, 牡丹皮10g, 阿胶9g, 川芎10g。14剂。

2020年11月18日三诊: 服药后睡眠改善明显, 入睡快, 早醒减少, 胃部症状减轻, 午后疲倦感大减, 大便通畅, 自述近1年来没有如此神清气爽的感觉。温经汤原方服2天停1天, 患者持续服用至2021年2月5日, 睡眠状态良好, 偶服安眠药, 面色略红润, 体重增加。

【临证体会】

此案以温经汤的对病应用为切入点, 患者的睡眠障碍及胃部症状与其绝经的时间有前后关系, 都是绝经后体内雌激素低下、脏器功能衰退所致的围绝经期综合征。本案与黄师的慢性咳嗽案均伴有午后疲劳的表现, 根据黄师的经验, 可以看作是温经汤原文"暮即发热"的延伸。

在对病应用时, 也不能忽视其体质特征, 患者的体瘦面黄、低血糖反应、烘热汗出、午后疲倦等就是温经汤体质。温经汤人的脉象及腹诊也值得重视, 脉象以无力虚缓为多见。若脉滑数有力, 很少用到温经汤。腹诊多见腹壁薄而无力, 或小腹部缺乏弹性, 或脐下悸动等。

温经汤与柴归汤的方证鉴别。首先在适用人群上, 温经汤多用于以闭经为表现的绝经后女性, 而柴归汤多适用于以月经量少稀发为表现的绝经前期女性。其次在适用病症上, 具有雌激素样作用的温经汤能治疗激素低下状态的多种妇科疾病; 而柴归汤多用于自身免疫性疾病, 如桥本病、自身免疫性肝炎、免疫性不孕等。

21.跟师抄方——肝硬化案

王某，男，44岁。身高169cm，体重79kg。2020年9月8日初诊。

病史：吉林患者，家人代诉，视频就诊。发现肝硬化、脾脏肿大、胆囊壁增厚1月余，皮肤巩膜有黄疸，2020年8月29日复查肝功能：谷丙转氨酶100U/L，谷草转氨酶253U/L，碱性磷酸酶203U/L，谷氨酰转肽酶2458U/L，总胆红素220μmol/L，直接胆红素164μmol/L，间接胆红素55.8μmol/L。超声提示：肝脏弥漫性病变、脾大（脾脏左肋间厚5.0cm，肋下4.0cm，脾门脉径0.7cm）、胆囊壁增厚（胆囊大小正常，壁厚0.45cm，壁毛糙，胆囊内未见异常回声）、腹腔少量积液。视频患者面色偏黄，体型肥胖，舌淡胖，边有齿痕。自觉无明显不适。

处方：茵陈五苓散。桂枝15g，生白术30g，茯苓30g，猪苓30g，泽泻30g，茵陈蒿30g。20剂，药后忌服生冷。

2020年10月12日二诊（家属代诊）：肝功能复查各项指标均下降，谷丙转氨酶163U/L，谷草转氨酶76U/L，碱性磷酸酶125U/L，谷氨酰转肽酶527.8U/L，总胆红素19.7μmol/L，直接胆红素11.51μmol/L，间接胆红素8.2μmol/L。原方20剂，服用5天停2天。

2020年11月16日三诊：11月13日肝功能复查示谷丙转氨酶33U/L，谷草转氨酶30U/L，碱性磷酸酶115U/L，谷氨酰转肽酶315U/L，总胆红素11.3μmol/L，直接胆红素5μmol/L，间接胆红素6.3μmol/L。超声复查提示胆囊壁厚度正常，腹腔积液消失。原方30剂，隔天服用。

2021年1月25日四诊：复查指标持续下降，超声复查提示肝脏实质回声弥漫性改变，脾大消失，患者自觉精神食欲好，体重略有下降。原方30剂，隔天服用。（二维码19）

二维码19 扫码看黄煌教授病历手迹

【黄师按语】

肝硬化患者出现肝功能异常，若伴有腹水、腹泻、胖大齿痕舌等表现，要考虑为五苓散证。现代研究证明五苓散具有保护肝脏的功效，临床上各种原因引起的肝功能不全都有应用的机会。出现黄疸或胆红素偏高者，多加茵陈蒿，也可以根据不同的情况合用当归芍药散、芍药甘草汤等方。

22.临证实践1——中药导致肝功能损害案

黄某，男，42岁。身高167cm，体重70kg。2020年10月3日初诊。

病史：药物性肝功能损害3个月。患者因肾虚、脾胃虚持续服用其他医生的中药2个多月后，出现疲倦乏力感，小便发黄，食欲差，见油腻食品则恶心，偶有牙龈出血。于9月3日区人民医院检查：谷丙转氨酶1205U/L，谷草转氨酶608U/L，总胆红素47.5μmol/L，直接胆红素15.4μmol/L，间接胆红素32.1μmol/L，碱性磷酸酶195U/L，γ-谷氨酰转肽酶（γ-GT）320U/L。诊断为药物性肝功能损害，给予复方甘草酸苷输液治疗近1个月，指标虽有下降，但一直未正常。9月27日复查：甘氨酰脯氨酸二肽氨基肽酶（GPDA）148U/L，γ-谷氨酰转肽酶（γ-GT）141U/L，乳酸脱氢酶（LDH）256U/L，故来求诊。

体征：中等壮实身材，脸黄有油，胖大齿痕舌，淡嫩舌，脉滑，腹力中等。

处方：五苓散。茯苓20g，猪苓15g，生白术15g，桂枝15g，泽泻20g。14剂。停服护肝西药。

二维码20　扫码看舌象及数据对比

守方服用至12月5日，复查指标均降至正常范围：甘氨酰脯氨酸二肽氨基肽酶（GPDA）98U/L，γ-谷氨酰转肽酶（γ-GT）27U/L，乳酸脱氢酶（LDH）204U/L。食欲正常，不厌油腻，乏力消失，齿痕舌渐小，舌质红润，停药。（二维码20）

23.临证实践2——不明原因肝功能不全案

刘某，女，67岁。身高158cm，体重67.5kg。2020年5月21日初诊。

病史：肝功能不全10余年。服用各种护肝药物，指标均未正常，谷丙、谷草转氨酶均偏高，病因不明，经全科医生推荐求诊。诊前2020年4月20日检查：谷丙转氨酶167U/L，谷草转氨酶100U/L，空腹血糖12.09mmol/L，尿酸483μmol，甘油三酯2.03mmol/L。平素易困倦疲劳，多汗喜饮，尿黄，易尿路感染。

既往史：糖尿病，高血压，脂肪肝，高尿酸血症，高血脂，甲状腺结节，服用近10种慢性病药物。

体征：形体肥胖，皮肤萎黄，面黄斑点多，轻度浮肿貌，指甲床暗紫，下肢轻度水肿，唇暗；舌胖大，苔水滑，脉滑；腹软，腹壁脂肪厚。

处方：茵陈五苓散加黑顺片。猪苓20g，茯苓20g，泽泻30g，桂枝15g，生白术20g，茵陈30g，黑顺片8g。14剂。

嘱患者停服护肝药。

2020年6月4日二诊：查肝功能谷丙转氨酶123U/L，谷草转氨酶64U/L，空腹血糖6.55mmol/L。

处方：原方猪苓25g，茯苓25g，茵陈50g，去黑顺片。14剂。

2020年7月16日三诊：外院复查谷丙转氨酶101U/L，谷草转氨酶正常，尿酸468μmol/L。下肢水肿消失，面部黄色斑点变淡，面色渐亮。守方14剂，1剂分2天服用。

2020年12月3日四诊：患者守方持续服用，3个月1次的复查生化指标逐渐下降。2020年11月17日复查：谷丙转氨酶43U/L，谷草转氨酶28U/L，空腹血糖6.67mmol/L，尿酸442μmol/L，甘油三酯1.76mmol/L。不仅肝功能指标下降，其他指标也有不同程度的降低及恢复正常。患者开心地说："十多年来从来没有如此正常的化验报告。"

处方：猪苓30g，茯苓30g，泽泻30g，生白术20g，桂枝15g，肉桂10g。14剂，1剂分2天服用。（二维码21）

二维码21　扫码看舌象及数据对比

【临证体会】

肝功能异常的病因众多，有日常不良的饮食习惯，还有药物的不良反应。在《黄煌经方使用手册》（第4版）中提到五苓散的现代研究提示，有保肝、降脂、抑制乙醇性脂肪肝形成等作用。黄师将五苓散誉为"经方的保肝药"。如以上两则医案:一则中药导致肝损,一则疑是西药导致肝损,都用五苓散取得满意疗效。

肝功能不全属五苓散的适用病证之一,这正是笔者临床用此方的思维方法——方病相应。需强调的是,切入点虽是"病症",但还需从"方人"角度互参。如两则医案的患者都有皮肤黄、易汗喜饮、舌苔胖大,或边有齿痕、或苔有水滑、小便色黄等五苓散人的特征。

五苓散的护肝作用缓慢且持久。两则医案均停服护肝西药,服用五苓散数月后取效。根据黄师经验,对于五苓散体质辨证清晰的肝功能不全患者,治疗要有方有守,切不可被患者繁杂的症状干扰而频繁加减合方,这样既不利于治疗,更不利于用药后的经验总结。黄师通常采用小剂量的原方、起效后减量服用的方法。如黄师的肝损案由每日服用到调整服用5天停2天,后再减少至隔天服用。

24.跟师抄方——视物模糊的黄斑变性案

张某,女,58岁。2020年9月21日初诊。

病史:视物模糊1年余。近1年来出现视物模糊,飞蚊现象,以及视物扭曲,畏光现象,以左眼明显,眼科诊断为黄斑水肿。自觉易疲劳,怕热,易牙龈出血,偶有口腔溃疡,时有口苦、反酸、嗳气,咽喉有异物感,大便溏稀,腰痛时作。

既往史:巧克力囊肿,痔疮,中耳炎。

家族史:母亲有高血压病史。

体征:体型中等,面暗红,头发浓密,目睛有神;舌红,苔薄黄,舌下静脉充盈，脉滑数，脉搏98次/分。

处方：三黄桂苓丸。黄连5g，黄芩10g，制大黄10g，桂枝15g，茯苓15g，牡丹皮15g，赤芍15g，桃仁15g。10剂，每日1剂。

2020年10月12日二诊：服药后大便次数增多，腰痛缓解，眼睛发干。

处方：桂枝15g，生白术20g，茯苓20g，猪苓20g，泽泻30g，怀牛膝30g，车前子30g。14剂，每日1剂。

2021年2月1日三诊：腰痛未作，大便成形，飞蚊症改善，眼科复查眼底黄斑改善；舌体胖大，舌质暗淡，边齿痕。

处方：上方加葛根50g，川芎15g。25剂，隔日服用。（二维码22）

二维码22 扫码看黄煌教授病历手迹

【黄师按语】

西医学对眼底黄斑病变的病因尚未明确，中医对此病多从瘀血论治。根据临床文献报道，桂枝茯苓丸作为活血化瘀的基本方治疗眼科疾病有效。本案患者有明显的瘀血表现，符合桂枝茯苓丸证，结合其热性体质而合用经典清热泻火止血方——泻心汤。我将这两个合方，称为"三黄桂苓丸"。

五苓散也是眼科常用方，适用以畏光、眼花、头痛为表现的眼病，如青光眼、中心性浆液性视网膜炎、视神经乳头水肿、黄斑水肿、假性近视、玻璃体混浊、夜盲症、急性泪囊炎等。五苓散主"眩"。本案的畏光、视力模糊，多归于眩，故用五苓散。

桂枝茯苓丸活血化瘀，五苓散利水明目。

25.临证实践——糖尿病视网膜病变案

李某，女，69岁。身高156cm，体重60kg。2020年9月26日初诊。

病史：糖尿病11年，视网膜病变2年。眼科检查提示黄斑变性，积液出血，激光治疗8次，眼内注射治疗多次，右眼视力尚正常，左眼视力持续下降，视野缺失加剧。患者自觉眼内有水，晃动感明显；腿酸乏力，胃部不适，有口气；空腹血糖6~8mmol/L，注射胰岛素后容易出现低血糖现象；脾气大，易激惹，记忆力下降，大便干。

情绪量表评分：A21D16。

二维码23 扫码看舌象及下肢图片

体征：中等胖壮体型，面暗红油，唇暗红，下肢静脉曲张，轻度浮肿；舌红，苔薄，舌下静脉迂曲明显，脉弦，小腹部充实。（二维码23）

处方：黄连5g，黄芩15g，制大黄10g，牛膝30g，桂枝15g，茯苓15g，牡丹皮15g，赤芍15g，桃仁15g。14剂。

2020年10月17日二诊：大便通畅，每天3~5次；腿酸好转，胃部不适消失；眼内有水液，晃动感依然。

1号方：三黄桂苓丸。

2号方：五苓散。猪苓20g，茯苓20g，泽泻30g，生白术15g，苍术15g，桂枝15g。各7剂，两方交替服用。

患者持续服用到2021年2月底，既往一整天眼内水液晃动感基本消失，自觉身体轻松，头疼减轻，大便正常，视力改善不明显。守方减量再服。

【临证体会】

黄斑区是视网膜的一个重要区域，一旦出现病变，常常出现视力下降、眼前黑影或视物变形。黄斑变性的具体发病机制尚未完全清楚，已提出的假说中包括有血液动力学因素，认为黄斑变性与局部的血液循环障碍相关，这与桂枝茯苓丸具有的活血化瘀作用机制高度契合。如黄师与笔者的两则医案，均用桂枝茯苓丸合泻心汤取效。

桂枝茯苓丸是古代的下死胎方，后世的应用范围非常广。黄师发现，桂枝茯苓丸对血栓性疾病有效，不仅是肺栓塞，对心肌梗死、脑梗死，以及下肢的静脉血栓也有效果；而且糖尿病视网膜病变患者出现桂枝茯苓丸的瘀血证，也可使用此方。如笔者医案中的面唇颜色、舌下及下肢的静脉曲张、小腹部充实、大便干结、记忆力下降等表现。

另外，情绪量表评分提示有焦虑、抑郁的情绪异常，患者脾气大、易激惹、头痛等都是桂枝茯苓丸的瘀血上冲证。

瘀血体质兼夹杂证多，处方多需加味或合方。如黄斑变性案，辨为瘀热夹杂，黄师用桂枝茯苓丸与泻心汤合方（三黄桂苓丸）。闭经、多囊卵巢综合征、痔疮、腰椎病等伴有面色暗红、腹痛、便秘时，黄师常在桂枝茯苓丸中加入具有引药下行功效的牛膝、通便泻热活血作用的制大黄，称为"黄牛桂苓丸"。

五苓散是经典的利水方，也是眼科疾病的常用方。眼病患者出现畏光、眼花、头痛等表现时，大多为五苓散证。笔者医案中的眼内有水及晃动感为五苓散证。

26.跟师抄方——顽固的痤疮案

方某，女，20岁。身高167cm，体重62kg。2019年8月21日初诊。

病史：面部痤疮反复发作5年，以两侧面颊、下巴部位为多，暗红化脓，局部硬结；便秘，5~7天解1次大便；月经量大，有血块，颜色红。

家族史：父亲有糖尿病。

情绪量表评分：A7D9。

体征：体型中等，表情不丰，头面部油腻，体毛浓密，舌尖红，脉滑。胸背部无痤疮，腹力中等，脐毛。

处方：三黄桂苓丸。桂枝15g，茯苓15g，牡丹皮15g，赤芍15g，桃仁15g，制大黄10g，黄连5g，黄芩15g。15剂，服用5天停2天。

二维码24 扫码看图片对比

2019年9月25日二诊：反馈中药不苦，服药后面部痤疮迅速好转，暗红硬结痘印隐退。停药一周后，痤疮再次发作，体检提示餐后血糖11.1mmol/L。原方黄连加量10g。20剂，症状减轻则隔天服用。（二维码24）

【黄师按语】

桂枝茯苓丸能治疗痤疮，痤疮部位以下巴、脸颊为多，表面多为紫红或暗红色，外形饱满，按压偏硬；适用的体质属瘀体，以女性为多，且痤疮发作与经期相关。我的常用合方：伴便秘的热体，合用泻心汤；伴月经异常、皮肤粗黑、项背部痤疮多发的女性患者，合用葛根汤。

本案患者有糖尿病家族史，其餐后血糖异常，且对黄连之苦味不敏感，属于能"吃苦"的黄连体质，故二诊加大黄连剂量。

27.临证实践1——反复发作的痔疮案

蒋某，男，66岁。2020年8月5日初诊。

病史：痔疮反复发作半年余，大便干结，解便时痔疮出血疼痛，肛肠科建议手术，患者因害怕手术而来求诊。双下肢有淤积性皮炎病史，局部皮肤瘙痒时发，少食胃胀，有口气；尿频，尿等待，夜尿多。

既往史：高血压，高尿酸血症，前列腺肥大，双侧颈动脉内中膜增厚伴斑块。

体征：中等偏壮实体型，头面部油腻，眼睑黏膜充血，面色暗红，面部浅表静脉扩张，双侧鼻翼静脉扩张，嘴唇暗红，双侧下肢皮肤干燥脱屑、色素沉着，舌暗红，苔薄黄腻，舌下静脉瘀紫，腹力中等，心下部位按压不适。（二维码25）

二维码25 扫码看面、舌象及腿部特征

处方：三黄桂苓丸。黄芩15g，黄连5g，制大黄10g，桂枝15g，茯苓15g，牡丹皮15g，桃仁15g，赤芍药15g。14剂。

2010年9月17日二诊：服药后大便通畅，痔疮疼痛出血消失，胃部症状明显改善。停药后再次发作，原方14剂。

2021年1月20日三诊：上方持续服用1个月后，痔疮再无发作，尿频、夜尿多等症状消失。近日后半夜干咳，大便黏腻，夜间烘热汗出，舌红，苔黄腻，脉滑数。原方14剂。

28.临证实践2——多囊卵巢综合征案

张某,女,22岁。身高157cm,体重45kg。2020年9月20日初诊。

病史:月经延期1月余。近4年来出现月经延后现象,月经周期为40天以上,甚至数月一行;月经量少暗红,有血块。超声诊断为多囊卵巢综合征,服用达英-35,末次月经7月15日。面部双颊下巴痤疮反复发作,疮体较深、暗红硬结,痘印多,额头散发痤疮脓包。平素头面T区油腻多。白带黄稠,体检有乳腺囊肿。

情绪量表评分:A10D3。

体征:体瘦面黄,额头油亮,唇红眼睑红;舌红,苔薄白,脉滑;腹力中等,脐跳,脐毛,脐温37.7℃,额温36.9℃。

处方:三黄桂苓丸加红枣甘草。桂枝15g,茯苓15g,牡丹皮15g,赤芍15g,桃仁15g,黄连5g,黄芩15g,熟大黄10g,红枣20g,生甘草15g。14剂。

2020年10月10日二诊:服药第3天来月经,月经量中等,大便增多,面部痤疮减轻。原方14剂,服用5天停2天。

患者持续服用此方至2021年3月底,面部痤疮基本未发作,痘印变浅;月经按月而至,月经周期缩短为30天左右,月经量偏少、色暗红。复测脐温36.7℃。

二维码26 扫码看体质特征图片

(二维码26)

【临证体会】

桂枝茯苓丸最早出现在《金匮要略·妇人妊娠病脉证并治》,是古代妇科专病方,也是古代活血化瘀的基本方之一。现代药理学研究表明，桂枝茯苓丸具有降低血液黏稠度、改善血管微循环的作用。黄师在《黄煌经方使用手册》（第4版）中罗列的桂枝茯苓丸适用病症达到了14种之多，涉及内外妇儿各科疾病，不计其数，大大拓展了现代临床的应用空间。

桂枝茯苓丸的瘀血证，要关注头面部的表现。如两则痤疮医案患者头面部的暗红油腻、痤疮、扩张的毛细血管、舌下静脉等表现。还要关注盆腔、下肢皮肤的瘀血特征。如笔者的痔疮案中痔疮出血、大便干结、前列腺肥大，及下肢皮肤淤积性皮炎、瘙痒、脱屑等"肌肤甲错"表现。

另外，笔者的痔疮案患者为热性体质，其口气、胃胀、心下按压不适等为"热痞"证，故合用泻心汤。多囊卵巢综合征案患者的经色暗红、额头油亮、面部黏膜充血、白带黄稠、情绪焦虑评分偏高、腹部脐毛、偏高的脐温等均提示热性体质，故在合用泻心汤的同时，加入红枣、甘草，寓合黄芩汤，加强清"伏热"功效。

29.跟师抄方——产后腰痛案

钟某，女，41岁。身高163cm，体重65kg。2021年4月12日初诊。

病史：腰椎疼痛加重3年。患者产子后出现腰痛，二胎后再次发作且程度加重，伴有疲倦乏力。自述逛街走一走就腰痛，腰椎MR提示腰椎骨质增生，L3~L4、L4~L 5、L5~S1椎间盘膨出，腰椎间盘变性。在医院服药、理疗，均无明显改善。月经周期28天，经期5天，月经量偏少，痛经。2021年3月，人工流产后频繁出虚汗。饮食、二便正常。

家族史：父亲有腰椎间盘突出、肺癌病史。

体征：体型中等，舌嫩胖大，苔薄中裂纹，边齿痕，脉沉弱，腹部松软。

处方：桂枝加茯苓白术附子汤。桂枝10g，肉桂5g，白芍15g，炙甘草5g，制附片10g，生白术20g，茯苓20g，干姜10g，红枣20g。15剂，服用5天停2天。

二维码27 扫码看舌象及黄煌教授病历手迹

2021年5月18日二诊：本月月经量增多，痛经轻微，虚汗止，腰部疼痛减轻。

处方：原方15剂，隔天服用。

2021年6月21日三诊：腰痛止。

处方：原方10剂，每周服用2剂。（二维码27）

【黄师按语】

桂枝加茯苓白术附子汤是桂枝汤与真武汤的合方，日本汉方家汤本求真在《皇汉医学》中把这张方视为桂枝加附子汤的加味方。本案患者在人工流产后出现频繁虚汗，就是桂枝加附子汤原文的"汗漏不止"。患者"逛街走一走就觉得腰痛"、身体困重疲乏、脉沉弱等都是真武汤方证。真武汤方中，白术与附子的配伍具有除湿止痛之功效，胡希恕先生在《经方传真》中说："白术附子合用为治寒湿痹痛的要药，加入适应证解表剂，用以治风湿关节痛，均有捷效。如桂枝加术附汤、葛根加术附汤、越婢加术附汤等皆为常用之良方，宜注意。"

30.临证实践——腰痛腿抽筋的糖尿病案

卢某,女,78岁。身高155cm,体重45kg。2020年7月8日初诊。

病史:腰酸背痛半年余。糖尿病30年,伴微血管病变、神经病变,血糖控制良好,空腹血糖4.5~5.6mmol/L,餐后血糖7~8mmol/L,糖化血红蛋白6.0%。近半年来,劳累后腰背部酸痛不适,自行贴敷活血止痛膏药无效,伴有便秘,夜尿3次,睡眠差,怕冷乏力明显,视力下降,诊断为糖尿病视网膜病变。持续服用八味肾气丸、四味健步汤、芍药甘草汤等2个月后,虽大便通畅、乏力感减轻,但腰背部酸痛无改善;且伴晨起僵硬感,下半身冷,膝关节疼痛,两小腿受凉后易抽筋,下肢皮肤虫行异样感、烧灼感。食欲一般,口中淡,动辄汗出,怕冷风。

既往史:糖尿病,冠心病植入3枚支架,骨质疏松。

体征:疲倦无力貌,面黄体瘦,眼睑略浮肿,舌体胖大,舌面润泽,舌中裂纹,手凉,脉弱;扁平腹,下腹部腹直肌紧张、缺乏弹性,脐跳。(二维码28)

二维码28 扫码看体质特征图片

处方:桂枝加茯苓白术附子汤。桂枝15g,肉桂10g,白芍20g,甘草8g,红枣20g,干姜5g,黑顺片15g(先煎),生白术15g,茯苓15g。14剂。

另配桂附地黄丸成药内服。

2020年11月11日二诊:反馈此次服药后疗效显著,腰痛改善明显,大便次数增加。

处方:原方14剂。

2020年12月9日三诊: 腰背部酸痛消失, 大便溏软, 食欲好, 面色精神均有改善, 下肢抽筋减轻, 虫行及烧灼感消失, 舌暗胖大润泽, 手冷, 脉弱。

处方: 原方14剂。

【临证体会】

桂枝加茯苓白术附子汤是黄师临证治疗腰腿痛的常用方。此方适用人群大多体型瘦弱, 以中老年女性为主, 多伴有易出汗、心悸、心慌等桂枝证, 又称"虚桂枝"或"枯桂枝"体质。此外, 他们大多易合并高血压、糖尿病等慢性疾病, 且多伴有骨质疏松及腰椎骨关节退行性病变。同时他们还可兼夹真武汤的阳虚水泛证: 困倦萎靡、面目浮肿、眩晕、震颤等。

此案老年女性的枯桂枝体质, 出现了腰酸背痛、怕冷僵硬等真武汤证的病, 故效仿黄师选用桂枝加茯苓白术附子汤取效。

黄师经常说: "在腹诊检查中, 少腹部是判断使用桂枝的位置。"而桂枝的腹证大多如本案所示: 腹直肌紧张、触感如板窒样缺乏弹性、脐跳等。

三、葛根类方

31.跟师抄方——头部昏蒙的脑梗死案

朱某, 女, 64岁。身高160cm, 体重53kg。2020年5月19日

初诊。

病史：头晕不适多年，核磁共振诊断为脑梗死，头部昏蒙不清，影响行走，下肢酸胀无力，有头重脚轻感；伴左耳疼痛，耳鸣时作，睡眠差，记忆力下降，动则汗出，怕风怕冷。服用鲜奶则易腹泻，有飞蚊症，近半个月突发面瘫，经治疗后略好转。

体征：体型中等偏瘦，面色黄暗，缺乏光泽，眼睑淡；舌暗红嫩，舌下静脉迂曲，脉弱；腹软，脐跳轻微。

处方：桂枝加葛根汤加当归、川芎。葛根60g，桂枝10g，肉桂10g，赤芍药20g，甘草5g，红枣20g，干姜5g，当归15g，川芎15g。

15剂，服用5天停2天。

2020年10月13日二诊：服药后头晕改善，下肢无力减轻，耳痛耳鸣减少，面色精神渐好。

原方20剂，服用5天停2天。

2020年12月15日三诊：睡眠好，头晕少，面瘫痊愈。处方：原方20剂，服用5天停2天。（二维码29）

二维码29 扫码看体质特征及黄煌教授病历手迹

【黄师按语】

桂枝汤是《伤寒论》中具有调和营卫、固表止汗的强壮方，而本方是桂枝汤的加味方，加入解肌升清的葛根，故对头面部血管供血不足疾病具有很好的治疗效果。一般多用于西医学的心脑血管疾病，如高血压、糖尿病、脑梗死、高脂血症、脑动脉供血不足等。本方适用于中老年虚性体质，他们往往表现为面黄体瘦、头晕眼花、失眠健忘、思维记忆力下降等症状。

当归、川芎配伍入脑，具有改善头晕、头昏、失眠的功效。

32.临证实践——头昏脑涨的糖尿病案

黄某，男，68岁。身高169cm，体重58kg。2020年3月27日初诊。

病史：头晕不适5年余。患者有糖尿病史9年，并发末梢神经血管病变。服用降糖药物，血糖控制不佳，空腹血糖6~9mmol/L、糖化血红蛋白9%。近5年来出现头晕不适，核磁共振检查提示脑梗死，治疗后症状控制一般，头部不适感逐年加重，体位变动时头部昏沉，飘忽明显，有大脑一片空白感。时常有心悸、自汗等低血糖反应，伴有听力下降，体重减轻，肩背部拘紧不适，腰酸，下肢冷，易抽搐，食欲差，少食即胃胀嗳气，血压偏低。

既往史：糖尿病，脑梗死，高脂血症，颈动脉斑块，干眼症，前列腺肥大。

二维码30　扫码看体质特征及舌象图片

体征：体型偏瘦，疲倦容貌，衣着多，头发花白，面色偏黄，眼睑淡，舌质暗，舌体胖大，舌下静脉瘀紫，苔薄，脉沉弱，扁平腹，腹直肌偏薄，按压紧张，脐跳，脐以下软弱无力。（二维码30）

处方：桂枝加葛根汤加味。桂枝15g，肉桂10g，生白芍15g，赤芍15g，红枣15g，生甘草10g，葛根35g，川芎20g，陈皮15g，枳壳15g。7剂。

2020年4月2日二诊：中药口感好，服药后头部昏蒙感有改善，心悸、自汗等低血糖症状未发作，食欲开，胃胀感减轻。原方14剂。

2020年4月16日三诊：面色、精神改善，自觉服药后头部清爽；体位变动时，昏蒙感明显减少；下肢抽搐频率减少，食欲好，无食后胀满感。现诉大便偏干，双下肢麻木感明显，行走能力下降，多行则麻木刺痛加剧，夜尿3~5次。

处方：桂枝加葛根川芎汤、八味肾气丸合四味健步汤。各7剂，两方交替服用。

桂枝加葛根川芎汤：桂枝15g，肉桂10g，生白芍15g，赤芍15g，红枣15g，生甘草10g，葛根35g，川芎20g。

八味肾气丸合四味健步汤：肉桂5g，黑顺片5g，茯苓10g，牡丹皮10g，泽泻10g，山药15g，制萸肉15g，熟地黄30g，石斛30g（先煎），丹参20g，牛膝20g。

患者两方交替服用至2021年5月底复诊，头部不适偶作，下肢麻木刺痛缓解，痉挛少，食欲正常，血糖控制稳定。

【临证体会】

（1）桂枝加葛根汤适用于虚性体质出现的心脑血管疾病。笔者临床多用于桂枝体质的中老年男性，如本案患者体质瘦弱、易心悸、自汗等桂枝症；舌暗嫩的桂枝舌；脉弱无力为桂枝脉；腹直肌紧张、脐跳为桂枝腹；低血压及低血糖现象、头晕、耳鸣属于桂枝证"气逆上冲"的表现。

（2）若从西医学来理解，记忆力下降、飞蚊症、舌下静脉迂曲等表现是局部供血不足造成的，现代研究提示桂枝加葛根汤能改善头面部供血，解除颈背部肌肉痉挛等作用。

33.跟师抄方——伴月经稀发的痤疮案

贾某，女，30岁。身高160cm，体重55kg。2020年9月9日初诊。

病史：面部痤疮反复发作5年，以鼻翼两侧及下巴部位三角区多发，痤疮以暗红丘疹为主，夹杂脓肿、硬结，此起彼伏，使用米诺环素、丹参酮剂及外用药物乏效。患者14岁初潮，20岁以后月经不规则，多延后稀发，最长出现停经3个月，妇科诊断为多囊卵巢综合征，末次月经2020年8月9日。食欲好，易便秘，多梦，晨起困倦，精神不佳。

体征：壮实体型，头面暗黄油腻，眉发浓密，两侧鼻翼毛孔粗大，唇暗淡，舌暗红，苔白，下腹部充实，脐旁及乳晕旁体毛可见，脐跳。

处方：葛根汤合桂枝茯苓丸加味。葛根30g，生麻黄5g，炙甘草5g，干姜5g，红枣20g，桂枝15g，茯苓15g，牡丹皮15g，桃仁15g，赤芍15g，制大黄10g，怀牛膝30g，当归10g，川芎15g。15剂，服用5天停2天。

二维码31　扫码看体质特征及黄煌教授病历手迹

2020年12月7日二诊：月经前期，面部痤疮改善明显，几无新发；末次月经2020年11月18日，小腹部偶有隐痛，按压充实。原方20剂，服用5天停2天。（二维码31）

【黄师按语】

桂枝茯苓丸加大黄、牛膝是我常用的一张桂枝茯苓丸加味方，具有活血、化瘀、攻下的功效。对于妇科病见有瘀血证表现，我首选此方，这是一种对病的思维方式。此方适用的妇科病，一般以多囊卵巢综合征、子宫内膜增生、子宫腺肌症、盆腔炎等为多。本案患者面部三角区痤疮、鼻翼的毛孔、小腹隐痛、下腹充实等表现均属瘀血证。同时，患者又有表里俱实的体质特征：脸黄毛多、头面油腻、晨起困倦、便秘等，故而合用葛根汤，既能体质调理，也能治疗痤疮及多囊卵巢综合征。两方合用，调体治病效果好。

34.临证实践——闭经案

刘某，女，34岁。身高163cm，体重59kg。2019年8月2日初诊。

病史：闭经7个月。患者近5年来出现月经延期、稀发，逐渐成为3个月一行，月经量少，颜色暗黑，淋漓不尽长达半个月。末次月经2019年1月中旬，至今未至而求诊，超声提示子宫肌瘤、双侧卵巢疑似多囊样改变。偶尔服用达英-35，平素汗少，大便偏干。

体征：体型中等偏壮实，眼睑红，两侧面颊斑点多，面部皮肤黄暗有油光，双上臂外侧皮肤毛孔粗糙、色素沉着，肩背部肌肉厚实、皮肤黑棘样变、毛孔粗糙；舌暗红，苔黄腻，舌下静脉瘀紫，脉弦。腹力中等，小腹部充实。

处方：葛根汤合桂枝茯苓丸合下瘀血汤合抵当汤。葛根35g（先煎），麻黄10g（先煎），桂枝15g，生白芍20g，赤芍药15g，甘草10g，生姜6g，红枣15g，茯苓15g，牡丹皮15g，制大黄10g，桃仁15g，地鳖虫10g，虻虫10g，水蛭10g。7剂。

2019年8月9日二诊：服药后，第4天月经至，经期小腹疼痛，血块多，伴有膜囊块状物排出。

处方：原方去下瘀血汤、抵当汤，14剂。

患者在8月9日的二诊后有过多次复诊，用方大致相同，不再复述。

2020年4月3日诊：去年服用中药数月后，月经规则，每月定时而至，经色偏暗，血块多；近日痔疮出血，大便干，二日一行，肛肠科建议住院开刀，但因患者恐惧手术，故寻求中医保守治疗。末次月经2020年4月1日。

处方：葛根汤合桂枝茯苓丸。葛根35g，麻黄10g，桂枝15g，生白芍15g，赤芍药15g，甘草10g，生姜10g，红枣20g，茯苓15g，牡丹皮15g，桃仁15g。14剂。

2021年2月26日诊：去年服药后，痔疮出血止；月经规则，经期3～5天，量多色暗红，血块多，无痛经。患者发现服药近2年，原本持续增长的体重变得稳定。自2020年11月起，月经再次不规则，末次月经1月16日后延期至今。

处方：葛根汤合桂枝茯苓丸。葛根35g，麻黄10g，桂枝15g，生白芍15g，赤芍药15g，甘草10g，生姜10g，红枣20g，茯苓15g，牡丹皮15g，桃仁15g。7剂。

2021年3月5日诊：服药后第2天月经至，血块少，经期4天。守方再服14剂，1剂分2天服用。（二维码32）

二维码32　扫码看背部及上肢部皮肤等特征

【临证体会】

本案采用"方病相应"的诊疗思维为切入点。从专病论治，多囊卵巢综合征的常用方有葛根汤、桂枝茯苓丸、桃核承气汤、当归芍药散、防风通圣散、五积散等［《黄煌经方使用手册》（第4版）］，但需参考体质作为方证甄别。本案患者体型壮实，平素少汗，皮肤毛孔粗糙，色素沉着，肩背部肌肉厚实等为葛根汤体质。同时子宫

肌瘤及痔疮便血病史、月经颜色偏黑暗、面部有黄褐斑、皮肤干燥
黑棘样病变、舌下静脉瘀紫、小腹部充实等属于瘀血体质的桂枝茯
苓汤证。因此，本案患者属于瘀麻黄的复合型体质，故采用葛根汤
合桂枝茯苓丸，并合下瘀血汤、抵当汤加强消瘀下癥。本案患者多
次出现月经异常，笔者药方未做过多调整均取效，可见体质辨识的
重要性。体质辨识正确的同一类疾病，即使发病时间不同，基础方
不变。

　　葛根汤中的麻黄既有抑制食欲、控制体重的作用，也能激活汗
腺及卵巢等内外分泌性腺体，调整紊乱的腺体功能。葛根汤也常与
当归芍药散合方，用于多囊卵巢综合征。

35.跟师抄方——月经稀发的多囊卵巢综合征案

　　陈某，女，22岁。身高161cm，体重59kg。2019年3月12日
初诊。

　　病史：月经不调5个月。患者平时月经延期、稀发、时有数月一
行，经期偏长，有经间期出血，诊断为多囊卵巢综合征。末次月经1
月15日，面部痤疮反复发作，手足冰凉，饮食、睡眠、
二便正常。

　　体征：体型壮实，面部暗黄，眉发浓密，体毛重，
背部痤疮，颈背部毛孔粗大；腹力中等，乳晕有毛，脐
毛。(二维码33)

二维码33　扫码看脸部、背部皮肤特征

　　处方：葛根汤加当归、川芎。葛根50g，生麻黄5g，桂枝15g，生

白芍15g, 炙甘草5g, 当归10g, 川芎15g, 干姜5g, 红枣20g。15剂, 服用5天停2天。

2019年6月4日二诊: 服药后不久月经至, 无经间期出血现象。

原方15剂, 服用5天停2天。

2019年9月24日三诊: 月经按月而至, 脱发多, 晨起心悸, 双手偏干, 体重下降。

1号处方: 葛根汤合当归芍药散20剂, 1剂分2天服用。

2号处方: 温经膏40袋, 每日1袋。

患者守方服用期间, 因为心悸去麻黄, 至2020年11月24日四诊, 月经每月均至, 无心悸, 月经量正常, 血块少。

【黄师按语】

本案患者眉发浓密, 体毛重, 皮肤干黄, 体型壮实, 食欲好, 属麻黄体质, 面背部痤疮、颈部皮肤毛孔粗糙是葛根汤证, 加入当归、川芎, 寓合半张当归芍药散。患者出现经间期出血, 月经延期稀发, 淋漓不尽, 体重下降, 手掌干燥, 应考虑卵巢功能减退, 故选用经方中的天然雌激素——温经汤。制膏剂小量缓服, 起到养血调体作用。

36.临证实践——意外怀孕的痤疮案

谭某, 女, 25岁。身高156cm, 体重58kg。2019年5月10日初诊。

病史: 面部痤疮多年。双侧面颊闭口型痤疮, 痘印暗红, 胸背部散发, 月经期加剧。平素月经延期, 稀发量少, 易肩颈部不适, 大便偏干。

既往史：多囊卵巢综合征，生育一5岁男孩。

体征：体型中等偏壮实，面色偏黄，毛发浓密，眼睑淡红，项背部肌肉厚实，毛孔粗糙，下肢皮肤干燥；舌淡，苔薄，脉细，腹软无压痛。

处方：葛根汤合当归芍药散。葛根30g，麻黄10g（先煎），桂枝15g，生白芍15g，生甘草10g，生姜15g，红枣15g，当归15g，川芎15g，泽泻15g，白术15g，茯苓15g。14剂。

2019年9月5日二诊：5月服药后面部痤疮平复，既往因多囊导致月经紊乱，3年来未采取避孕措施而未曾怀胎，服药后1月余竟意外怀孕。药物流产术后，月经再次紊乱并伴淋漓不尽、睡眠差等表现。原方14剂。

【临证体会】

葛根的药物成分包含黄豆苷元、染料木黄酮、芒柄花黄素、葛雌素等，具有雌激素样作用。葛根汤中的麻黄具有兴奋腺体作用，可起到催经之功效。黄师的经验提示：葛根汤可广泛应用于妇科的月经周期较长、月经量少、闭经等疾病。

葛根汤的适应体质多为皮肤暗黄，体型偏壮实，体毛浓密，少汗怕冷，身体困倦沉重等。葛根汤的应用关键，是其特异性方证："项背强"。黄师在葛根类方论述中，将原文中"项背强几几"的定义做了丰富的延伸。黄师结合临床实践，将"项背强"的范围由原来的项背部僵硬、疼痛感，扩大到上及枕后、下达腰骶部的牵强、僵直、痉挛感。

本案的抓手：葛根汤体质出现了月经稀发量少、多囊卵巢综合征病。

将葛根汤运用于多囊卵巢综合征的治疗，是黄师独到的临证经验，既对病，也对人。黄师根据体质病症的不同，有单独用葛根汤原方；也有对月经稀发、闭经、痤疮多、易口溃及易腹泻等寒热错杂患者合用三黄四逆汤；也有对面色暗红、唇舌暗红、舌下静脉瘀紫、腰腿痛、小腹部充实压痛的患者合用桂枝茯苓丸；也有对面黄贫血浮肿貌、经前头疼、大便稀溏、腹部松软的患者合用当归芍药散。

37.跟师抄方——居高不下的血糖案

秦某，男，54岁。身高178cm，体重95kg。2019年12月3日初诊。

病史：糖尿病2年，服用多种降糖药，血糖控制不佳。11月11日体检报告：空腹血糖14.43mmol/L，甘油三酯14mmol/L。伴入睡难，梦多易醒，打呼噜明显。平素头颈背部不适多年，夜尿频繁，一小时1次，大便黏腻不畅，喜肉食，怕热汗多。

既往病史：高血压、高血脂10年，脑梗5年，慢性萎缩性胃炎，颈椎病，呼吸暂停综合征。

家族史：父母亲高血压。

体征：体格壮实，眼袋大，呼吸时鼻音明显，唇暗红；舌尖红，舌苔黄腻，舌下瘀紫，脉滑数；腹部硕大，腹壁脂肪厚，上腹部充实。

处方：葛根芩连汤加大黄、肉桂、川芎。葛根50g，黄连10g，黄芩10g, 生甘草5g, 制大黄15g, 肉桂10g, 川芎20g。15剂。

2019年12月17日二诊: 服药后失眠改善, 大便通畅。原方30剂, 服用5天停2天。

2020年4月21日三诊: 空腹血糖7.77mmol/L, 甘油三酯1.82mmol/L。进食油腻后有反酸, 易饥饿, 大便黏滞难出, 三天一解, 舌尖红, 面色略暗, 脉弱。

二维码34　扫码
看黄煌教授病历
手迹及舌象

处方: 原方去制大黄加生大黄15g, 炮附子10g。40剂, 服药5天停2天。(二维码34)

【黄师按语】

葛根芩连汤是我临床治疗糖尿病的一张常用经方, 这张方具有良好的降血糖作用。适用人群以工作压力大、应酬多的中年男性为主, 大多有体格壮实, 怕热多汗, 酒后易腹泻, 伴有心动过速等表现。

在应用本方时, 我一般采用只加不减的方式, 对血糖居高不下的糖尿病患者, 我通常加制大黄10g, 肉桂10g。黄连的用量需根据患者血糖来调整, 一般用10g以上。若合并高血压、高脂血症的患者, 葛根可重用60~100g。高血压患者怕热多汗, 有腹泻倾向, 我通常加制大黄; 伴头晕胸闷, 加川芎。

38.临证实践1——频繁中暑的糖尿病案

朱某, 男, 49岁。身高165cm, 体重75kg。2020年5月22日初诊。

病史：频繁中暑多年。患者平素易中暑，以头部昏沉、颈肩部不适为多。食欲好，喜荤腥，进食即泻，大便溏稀，一日3次以上，怕热汗多，睡眠浅易醒。糖尿病10年，服用二甲双胍、拜糖平，血糖控制不佳，空腹血糖9~11mmol/L，餐后血糖13mmol/L以上，糖化血红蛋白10.5%。

二维码35 扫码看舌象

体征：胖壮油腻男，毛发浓密；舌红，苔薄腻，边有齿痕，脉滑数；腹力中等，腹毛多。（二维码35）

处方：葛根芩连汤加肉桂、制大黄。葛根80g（先煎半小时，去渣后，用药汁煎煮其他药物），黄连10g，黄芩15g，甘草6g，肉桂10g，制大黄15g。14剂。

2020年6月5日二诊：服药后，大便次数减少、略成形，睡眠好转。原方14剂，服用5天停2天。

2020年7月3日三诊：复查空腹血糖6.0mmol/L，餐后血糖10.5mmol/L。原方14剂，服用5天停2天。

2020年10月23日四诊：血糖控制良好，空腹血糖6.0mmol/L，餐后血糖9.2mmol/L。大便成形，一日一解。自从服中药后，未有中暑，睡眠好，食欲下降。原方14剂，隔天服用。

39.临证实践2——进食则泻的肠功能紊乱案

陈某，男，37岁。身高165cm，体重70kg，公务员。2020年10月28日初诊。

病史：肠功能紊乱半年余。半年前应酬聚餐后，出现腹泻，反复发作，持续至今；每天进食则肠鸣拉肚子，大便溏黏，无腹痛，无黏液血便。服用多种药物无效，饮食、睡眠正常，痔疮，易牙龈出血。

二维码36 扫码看舌象

体征：体型中等，面部无红油；舌红，苔薄，脉滑，脉搏72次/分；腹力中等，按压心下无不适。（二维码36）

处方：半夏泻心汤。姜半夏15g，黄连5g，黄芩10g，生姜10g，红枣20g，甘草8g，党参15g。14剂。

2020年11月12日二诊：餐后肠鸣腹泻无减。

处方：葛根芩连汤。葛根80g（先煎），黄连5g，黄芩12g，生甘草10g。7剂。

2021年1月6日妻子代诊反馈，服药第3天肠鸣腹泻消失。近日饮食不慎，再次复发，要求再配原方续服。上月单位组织体检，提示空腹血糖偏高。

【临证体会】

为什么半夏泻心汤无效？半夏泻心汤与葛根芩连汤的方证鉴别如下：

（1）从条文看方证部位。半夏泻心汤："呕而肠鸣，心下痞者"；葛根芩连汤："利遂不止，脉促者，表未解也，喘而汗出者""自下利者"。从原文来分析，半夏泻心汤的症状有"呕"、有"肠鸣"、有"心下痞"，这3种表现是上消化道疾病最常见症状，但未涉及腹泻或下利的描述。由此推断，半夏泻心汤的方证部位在上消化道，以胃部的"呕"与"心下痞"为主；而葛根芩连汤描述的着重点在"下利"，方证部位在下消化道，以肠道的下利症状为主。而本案症状以"下利"为主,结合其热性体质,符合葛根芩连汤所主的热利证。

（2）从药证看组方功效。两方都有黄连、黄芩,主治烦热而心下痞,亦治热利。配伍葛根、甘草的葛根芩连汤能治烦热下利者,即"热利";配伍人参、半夏、干姜、红枣、甘草的半夏泻心汤,用于汗吐下后出现的心下痞塞、呕吐、食欲不振、身体偏瘦者。

（3）从"方病相应"看方证应用。黄师时常教导:"对病用药也是中医的一种思维方式。"怎么理解"对病用药"的"病"? 笔者认为,可以是疾病的单个症状,比如口渴;可以是多个症状形成的症候群,比如微热消渴;也可以是归纳总结后抽象的疾病名称,比如消渴病;更可以是西医学诊断明确的疾病,比如糖尿病。黄师在《黄煌经方使用手册》(第4版)的"适用病症"中明确说明:"可基于循证医学证据辨病使用本方",实为辞简义赅! 本案再次证明,葛根芩连汤是经典的"热利"病方;患者的血糖偏高,也从另一个角度证明了以腹泻为表现的糖尿病是葛根芩连汤的适用病症。

四、麻黄类方

40.跟师抄方——膝关节肿痛的银屑病案

崔某,女,47岁。身高159cm,体重62kg。2019年7月22日初诊。

病史：银屑病5年。皮疹遍及全身，四肢部位尤为明显，潮红成片，粗糙干裂，呈现苔藓样病变，每年秋冬季节发作加剧。平素工作加班多，压力大，双腿发沉，疲劳感明显，胸闷，睡眠差，入睡困难，脾气急躁，双侧膝关节肿痛影响下蹲，大便不成形，黏滞挂盆，牙龈易出血。月经初潮13岁，周期23~30天不等。

既往史：颈椎病，膝关节腔积液。

家族史：母亲有银屑病史。

体征：身体壮实，印堂偏红，黑眼圈，眼睑红，咽部充血，扁桃体II度肿大，唇色偏暗；舌红，苔薄，舌下静脉瘀紫，腹部按压充实。

处方：越婢加术汤合桂枝茯苓丸加黄芩、葛根。生麻黄5g，生甘草5g，干姜5g，红枣20g，生石膏20g，苍术20g，桂枝15g，茯苓15g，牡丹皮15g，桃仁15g，赤芍15g，黄芩15g，葛根60g。20剂，服用5天停2天，餐后服。

2019年8月26日二诊：皮损明显缩小，疲劳胸闷减轻，两膝关节酸痛，易出汗。原方20剂，症减隔天服。

2019年9月30日三诊：皮损缓解明显，膝关节活动不利好转，能正常下蹲。原方25剂，服用5天停2天。

2019年12月2日四诊：上方服后胃不适，自行停药1个多月，皮损稳定，未见扩大，盗汗减少。原方20剂，服用5天停2天，餐后服。

2020年1月6日五诊：服药后，胸闷气短消失；皮疹控制良好，皮损变薄，脱屑减少。近日因感冒用药后，下肢皮损复发，晨起腰膝关节僵硬，爬楼困难。易汗，脉滑。

处方：越婢加术汤合黄芩汤加黄柏、薏苡仁、杏仁。生麻黄10g，生甘草5g，苍术30g，生石膏40g，黄柏10g，黄芩15g，白芍15g，干姜5g，红枣20g，杏仁15g，薏苡仁40g。7剂。

2020年1月13日六诊：皮疹减轻，无新发，皮肤瘙痒减轻。

处方：原方加荆芥20g，防风20g。症减隔天服。

（二维码37）

【黄师按语】

越婢加术汤适用于以多汗、浮肿、关节疼痛、皮肤瘙痒为表现特征的湿热体质，这与居住环境潮湿、长期饮酒、过食肥甘、营养过剩等因素相关。适用人群大多体格壮实，食欲旺盛，或有浮肿貌，咽红，腹部充实，脉象有力，经方体质归类属于麻黄人。若是高龄老人，或体型消瘦、营养不良、体弱多病、食欲不佳者，应该谨慎使用。

本案患者皮肤红干、苔藓样变、面色暗红、黑眼圈、舌下静脉瘀紫等表现，为桂枝茯苓丸的"肌肤甲错"证。

41.临证实践1——老矿工的慢性湿疹案

俞某，男，77岁。身高160cm，体重72kg。2020年10月17日初诊。

病史：湿疹反复发作多年。患者年轻时为矿工，经常在潮湿的地下煤矿持续工作数日，最久长达20余天，遂落下病根，皮肤瘙痒反复发作。曾辗转于省城各皮肤专科医院，诊断为慢性湿疹。尝尽各种治疗乏效后，特来求诊。近些年来，皮损从四肢扩大到臀部、腰背部、头皮部，皮损以红色斑丘疹样改变为多，局部瘙痒剧烈、潮红发热，可见出血样抓痕，头皮上密集隆起的丘疹如马蜂窝。平素怕热容易出汗，口渴多饮，夜尿2次，食欲好，大便溏。

既往史：高血压，关节病。

体征：胖壮体型，皮肤偏黄，腹型肥胖，颈肩背部肌肉厚实、隆起的"葛根背"，头面部红油，眼睑红，舌红，苔薄，脉沉，下肢轻度浮肿，腹部大，按压充实感。

处方：越婢加术汤合黄连解毒汤加荆芥、防风、葛根、制大黄。麻黄15g，生石膏35g（先煎），红枣20g，干姜5g，甘草10g，苍术20g，生白术20g，荆芥20g，防风15g，黄连5g，黄柏15g，黄芩15g，栀子15g，葛根50g（先煎），制大黄15g。14剂。

2020年11月7日二诊：服用中药不到1周，皮肤瘙痒明显改善，没有新发皮疹，皮肤红热感减轻，下肢浮肿少，体重下降。原方14剂，每剂服用2天。

2021年1月患者带着皮肤病患友就诊，反馈湿疹痊愈。（二维码38）

二维码38 扫码看体质特征及皮疹对比

42.临证实践2——程序员的汗疱疹案

吴某，男，32岁。身高180cm，体重67kg。IT程序员。2020年11月25日初诊。

病史：手足部汗疱疹反复发作十余年。患者双手指屈侧、手掌、足趾脚掌部、足跟部弥漫小水疱，大小从针头至米粒不等，瘙痒剧烈，且伴有渗液、脱皮，疼痛感。病程持续十多年，既往春夏季节好发，可自愈，但近年来日渐加重，皮肤科外用、内服药物无效而求诊。患者既往手足汗多，易发口腔溃疡，易牙龈出血，易腹泻，有痔疮。

二维码39　扫码看舌象

体征：体型中等，皮肤白皙，毛发浓密，眼睑红，舌淡胖润，浅齿痕，脉滑。（二维码39）

内服处方：越婢加术汤加薏苡仁、蝉蜕。麻黄12g，石膏30g（先煎），生姜25g，甘草20g，生苍术40g（先煎），红枣30g，薏苡仁40g（先煎），蝉蜕10g（后下）。7剂。

外用处方：苦参30g，黄柏30g，米仁30g，7剂。煎液外洗，一日1~2次。

2021年1月29日二诊：服药后，手足部位的皮疹迅速消退，自行原方再服7剂，手足部皮肤恢复光滑，手足红色明显变淡。外用处方需要自行煎煮，患者嫌麻烦，仅用2次。

【临证体会】

老矿工体格壮实，皮肤黄粗糙，有下肢浮肿，多汗口渴，属于麻黄体质的越婢加术汤人。IT男体型中等，皮肤白皙，其手足多汗、毛发浓密、唇红脸红、容易上火出血等热体表现，也是越婢加术汤适用的体质。黄师的临床经验，越婢加术汤人容易出现湿疹、银屑病、日光性皮炎等皮肤疾病，以皮损表面的皮肤出现红、肿、热、痒为特征。

《金匮要略》中对越婢加术汤原文描述："治肉极，热则身体津脱,腠理开,汗大泄,历风气,下焦脚弱。"日本汉方家矢数道明先生在《临床应用汉方处方解说》中把皮肤的溃疡、赘肉、疤痕疙瘩、息肉、水疱等都按"肉极"来解释,其状态以糜烂污秽为特征。因此,黄师的银屑病医案、笔者的湿疹医案、手足汗疱疹医案的皮肤病变特征都可视为"肉极"。

临床常用的皮肤病经方防风通圣散,与越婢加术汤适用的体质类似,但防风通圣散适用于出汗少的壮实肥胖型患者,且药物组成中包含调胃承气汤,故《宣明论方》对其条文描述包含有便秘等症状,"大便秘结,邪热暴甚,肠胃干燥……"防风通圣散表里双解,擅长治疗实热充斥表里的疾病,具有散风止痒的同时,还有通便减肥的功效。

43.跟师抄方——打呼噜的小男孩案

张某,男,5岁。身高105cm,体重19kg。2020年1月21日初诊。

病史:腺样体肥大半年。鼻塞严重,夜间张嘴呼吸,呼噜声大,夜间磨牙,容易出汗,易感冒咳嗽,有多动症,脾气急躁,缺乏耐心,皮肤容易过敏,食欲好,大便正常。

体征:皮肤暗黄,头发浓密,唇红,眼睑红,舌淡,苔薄。

处方:麻杏甘石梨汤。生麻黄5g,杏仁10g,生石膏20g,生甘草5g,生梨1枚连皮切片入煎,服时兑入适量甘蔗汁或冰糖。10剂,症减隔日服。

2020年6月23日二诊:1月服用中药10剂后,夜间呼噜明显好转,鼻塞、夜间磨牙减少,近日又复发而求诊。

处方: 原方10剂, 1周服用3剂。(二维码40)

【黄师按语】

我在儿科常见病腺样体肥大的治疗中, 经常用

到麻杏甘石汤这张方。此方适用的儿童大多偏胖状,

二维码40　扫
码看黄煌教授
病历手迹

虎头虎脑, 毛发黑亮浓密, 皮肤粗糙, 怕热好动, 易

出汗, 易咳喘, 或伴有鼻窦炎、扁桃体炎, 分泌物大多黏稠。我在临

床发现麻杏甘石汤能减轻打鼾、鼻塞等症状, 故其不仅能清热平

喘, 还能通鼻窍。我通常要求在方中加入大梨1枚, 建议要选择梨皮

粗糙的砀山梨, 清洗干净, 连皮带肉切成片入汤共煎, 待汤成后加入

适量冰糖。这样做, 一方面梨有清热化痰之功效, 另一方面可以用

甘甜的梨、冰糖改善中药口感。从临床的反馈来看, 此方不仅疗效

好, 且孩子们大多喜欢喝。我把这张中药水果同用的方叫作"麻杏

甘石梨汤"。

44.临证实践1——不能平卧的腺样体肥大案

朱某, 女, 7岁。身高126cm, 体重30kg。2020年11月7日初诊。

病史: 腺样体肥大2年。从小容易感冒, 以扁桃体肿大及咳嗽为

多。半月前感冒再发, 咳嗽、夜间鼻塞时难以平卧, 入睡明显; 无发

烧, 食欲及二便正常, 平素怕热, 大便略干。

体征: 体型中等偏壮实, 毛发浓密, 皮肤暗黄,

手心汗出, 眼睑红, 嘴唇红, 咽部充血, 扁桃体Ⅱ度肿

大; 舌尖红, 苔白, 脉滑。(二维码41)

二维码41　扫
码看"方人"
特征

处方: 麻杏甘石梨汤。麻黄10g, 杏仁15g, 石膏

30g, 甘草10g。大梨1枚带皮切片、冰糖少许入煎, 14剂。

2020年11月21日二诊: 咳嗽止, 鼻塞去, 夜晚能平卧, 睡觉有呼噜, 双侧扁桃体I度肿大。原方14剂, 1剂分服2天。

2020年12月底反馈, 夜间鼻塞未发作, 呼噜状态减轻, 服药期间无感冒。

45.临证实践2——肛裂、腺样体肥大案

倪某, 男, 9岁。身高142cm, 体重30kg。2021年4月10日初诊。

病史: 口腔溃疡2个月, 漱口液、口服药物等治疗乏效, 舌尖及口腔内颊黏膜处细小溃疡此起彼伏, 疼痛轻微。食欲一般, 既往大便偏干、数日一解, 肛裂出血, 夜间易出汗。有慢性鼻窦炎、腺样体肥大病史, 平素睡觉有张口呼吸、打呼噜现象。

体征: 头发乌黑浓密, 嘴唇红厚, 舌淡润, 苔薄, 舌尖有不规则白色溃疡糜烂, 腹软, 脉细。(二维码42)

二维码42 扫码看"方人"特征

处方: 麻杏甘石汤合人参汤。生麻黄8g, 杏仁15g, 生石膏20g, 生甘草10g, 生晒参10g, 干姜5g, 生白术15g。7剂。

2021年4月17日二诊: 服药后大便通畅, 肛裂出血未发作, 口腔溃疡无新发。原方再服, 14剂, 1剂分2天服用。

2021年5月15日三诊: 服药后, 口腔溃疡痊愈, 未再复发。大便通畅, 肛裂无。反馈近日夜间呼噜多, 流口水现象多。

处方: 麻杏甘石梨汤。麻黄6g, 杏仁15g, 生石膏20g, 生甘草

10g。自备大梨1枚，带皮切片入煎，汤成加冰糖少许。7剂，1剂分2天服用。

2021年5月29日四诊：夜间呼噜减少，口腔溃疡未发作。

原方10剂，服用2天停2天。

【临证体会】

麻杏石甘梨汤是黄师儿科常用方之一。此方对腺样体肥大、鼻窦炎等疾病疗效确切。一般此方的运用多从"方病相应"入手，以方人、药证等为参考做方证鉴别。笔者遵循黄师的方法，将麻杏甘石梨汤用于热性易汗体质的患儿出现鼻塞、张口呼吸、打呼噜等表现的腺样体肥大，均取得满意疗效。

黄师在临床中发现，麻杏甘石汤对成人肛瘘、痔疮、内痔脱垂嵌顿、肛裂、肛门神经症等肛肠相关疾病有效。笔者医案中倪姓患儿出现的便血，在麻杏石甘汤的治疗下得以痊愈，正如黄师书中所云："麻杏甘石汤具有利肛肠的功效"。这种用清肺热方法治疗肛肠类疾病的思路，与中医传统理论"肺与大肠相表里"不谋而合；且黄师的临证经验提示，适用此方的肛肠病患者，大多体型壮实，或伴有胸闷、咳嗽、皮肤瘙痒等麻黄体质的特点。临床表现分型，则多为"肺热郁闭"。

梨既是水果，还兼有药用价值，可助消化、润肺清心、消痰止咳、退热、解毒疮、利尿、润便。但梨性偏寒，多吃易伤脾胃，古人早有经验体会，如在《金匮要略》中就有记载"梨不可多食，令人寒中……"据此反证，梨具有清热作用，适用于肺热体质人群。黄师在麻杏石甘汤中加入大梨1枚，既能清热，又可改善口感，一举两得。

46.跟师抄方——日夜颠倒的睡眠障碍案

邓女，51岁。身高164cm，体重55kg。2018年3月28日初诊。

病史：失眠半年。晚上难眠、易醒、多梦，白天昏沉困倦感明显，"眼睛都不想睁开"，牙痛，已2个月没上班，自述常觉舌苔厚而频繁刮舌苔。

体征：面黄，眨眼频，舌面白苔满布，舌体颤动。

处方：生麻黄5g，附子10g，细辛5g，桂枝15g，炙甘草5g，龙骨15g，牡蛎15g，干姜5g，红枣20g，7剂，餐后服。

2018年4月4日二诊：服药后第5天起入睡正常，一觉睡到天亮，白天精神好。原方加白芍20g，10剂，晨服半剂。

【黄师按语】

日出而作，日落而息，自从盘古开天地，人类无不如此规律生活，何以颠倒？其中必有障碍。障碍在哪里？依《伤寒论》看，在少阴，正所谓"少阴之为病，脉微细，但欲寐也"。"欲寐"就是那种似睡非睡，精神萎靡，困倦思睡而不得的状况。障碍是什么？中医说是"寒"。因为许多患者都有怕冷、无汗，并伴有头痛、腹痛、腰痛、牙痛等，有些女性还有闭经，而这种状态犹如人处数九隆冬或冰天雪地之中一般。服用麻黄附子细辛汤后，往往周身温暖，或微微汗出，通体舒坦。这个时候，人体也会恢复原有的平衡，睡意自然降临。

麻黄附子细辛汤是少阴病的代表方之一。麻黄、附子、细辛均为辛温药，具有发汗、止痛、散寒、温经、通窍等功效。倘若对证，此方取效神速；但不对证，也有小毒。那么，如何才能对证？我的经验，必须看人。其人必定疲惫无神，是中医认为的"阳虚失眠"，而且大多恶寒、无汗，其中"无神"两字最为重要。

本方中病即止，不宜久服，也不宜空腹或临睡前服用。方中含有麻黄、附子，容易出现发汗过多、心慌、心悸等副作用，如果出现这种反应，可喝糖汤，或嚼食桂圆肉、红枣等。我常合上桂枝甘草龙骨牡蛎汤，既能减少烦躁，也能起到预防上述副作用之功效。

47.临证实践1——日夜颠倒的睡眠障碍案

俞某，女，48岁。身高160cm，体重63kg。2020年4月4日初诊。

病史：失眠半年。半年来，由于家庭变故、工作压力等诸多因素导致入睡困难，夜间心悸，夜尿5~6次，梦多早醒，服用安眠药无效且逐渐加剧为彻夜不眠；白天困倦乏力，脾气大，体位性头晕，口干苦，食欲一般，有口气，声音低沉嘶哑，月经周期30天，月经量正常。

二维码43 扫码看"方人"特征

既往史：卵巢囊肿，反流性食管炎，咽喉炎。

体征：面暗神倦，眼圈暗，舌暗苔腻，脉沉滑，腹力中等。（二维码43）

处方：黄连温胆汤合半夏厚朴汤。姜半夏20g，厚朴15g，茯苓30g，苏梗15g，陈皮20g，竹茹15g，干姜5g，大枣20g，甘草10g，黄连5g，枳壳20g。7剂。

2020年9月5日二诊：服药后睡眠无改善，心理门诊诊断为抑郁症，给予黛力新等多种药物治疗，失眠略改善。近2个月来受刺激后失眠再次加重，出现彻夜不眠，夜尿多；白天则困倦嗜睡，候诊时在候诊椅睡着了；脾气暴躁，易激惹，在挂号处等公众场合大声训斥丈夫；自觉伴有浑身紧绷感，腰酸背痛，容易心悸、胸闷、短气。面色晦暗，面部斑点多，倦容貌，声音嘶哑；舌暗淡，苔薄，脉沉缓。

情绪量表评分：A15D18。

处方：麻黄附子细辛汤加甘草昼服，柴胡加龙骨牡蛎汤临睡前服。

麻黄附子细辛汤加甘草：麻黄5g，黑顺片10g，细辛5g，生甘草5g。4剂，颗粒剂，晨起冲服。

柴胡加龙骨牡蛎汤：柴胡15g，黄芩15g，姜半夏15g，党参10g，干姜5g，红枣15g，龙齿15g，牡蛎15g，礞石15g，桂枝15g，茯苓30g，制大黄10g。7剂，下午及临睡前服用。

2020年9月12日二诊：服药后，白天疲倦乏力逐渐减轻，精神状态好，瞌睡少；夜间睡眠逐渐改善，入睡时间渐短，昨晚一靠枕头便睡到早晨。患者笑着说："从未觉得世界如此清爽。"食欲一般，易胃胀，舌苔白腻。

处方：麻黄附子细辛汤加生甘草5g，陈皮10g。颗粒剂，隔日晨服。柴胡加龙骨牡蛎汤临睡前服。

2020年12月19日三诊：服药后，睡眠控制良好，自行停用所有抗抑郁西药，面色渐亮，笑容满面。自述如果单独服用柴胡加龙骨牡蛎汤则入睡慢，症状容易反复；隔日上午服用麻黄附子细辛汤后，则疗效稳定。两方各14剂，再服。

2021年8月初四诊：反馈年初停药至今，睡眠正常，情绪稳定。

48.临证实践2——精神分裂症案

冯某，女，64岁。身高162cm，体重50kg。2019年5月8日初诊。

病史：失眠数年，加剧1个月。患者严重失眠数年，服用3种镇静催眠抗焦虑药（佐匹克隆、氟伏沙明、奥氮平）乏效。半年前经人介绍就诊，服柴胡加龙骨牡蛎汤后好转，停服氟伏沙明。1个月前因家中琐事诱发失眠加剧，几乎彻夜不眠，入睡困难，烦躁；白天困重疲劳，提不起精神，坐卧不安，耳鸣、心慌、胸闷阵作，大便干燥、数日一解，口干口苦，伴有口腔黏膜肿胀、糜烂，下唇内黏膜发白、齿痕明显，糜烂疼痛，影响进食，再服柴胡加龙骨牡蛎汤及3种镇静催眠抗焦虑药无效。

二维码44 扫码看舌象及口腔内黏膜对比

既往史：精神分裂症、肠道菌群失调症。

体征：脸色萎黄，忧愁貌，川字眉，双目下暗黑，表情严肃，言语少；唇暗红，舌体胖大满口，舌边齿痕，舌质淡紫，苔薄白，脉弦细；腹力中等，双胁下紧张，脐跳。（二维码44）

处方：黄连温胆汤半剂昼服，柴胡加龙骨牡蛎汤合甘麦大枣汤半剂临睡前服。

黄连温胆汤：黄连6g，陈皮10g，茯苓30g，清半夏20g，竹茹15g，枳壳15g，生姜10g，红枣15g，甘草10g。7剂。

柴胡加龙骨牡蛎汤合甘麦大枣汤：柴胡20g，黄芩10g，清半夏10g，桂枝15g，党参10g，制大黄10g，茯神30g，生龙骨30g（先煎），生牡蛎30g（先煎），生青礞石30g（先煎），生姜10g，大枣15g，甘草10g，淮小麦50g。7剂。

2019年5月15日二诊：服药1周，晚上失眠、白天困倦烦躁均无改善，口腔黏膜糜烂减轻，下唇内发白的黏膜齿痕印变浅变淡，脉沉细。患者焦虑状态明显，反复追问："中药到底能不能治好？"

处方：麻黄附子细辛汤合桂枝救逆汤半剂昼服，柴胡加龙骨牡蛎汤合甘麦大枣汤合百合地黄汤半剂临睡前服。

麻黄附子细辛汤合桂枝救逆汤：黑顺片10g（先煎），生麻黄5g，细辛5g，肉桂15g，生甘草10g，干姜8g，红枣15g，生龙骨15g，生牡蛎15g。7剂。

柴胡加龙骨牡蛎汤合甘麦大枣汤合百合地黄汤：柴胡20g，黄芩10g，清半夏10g，桂枝15g，党参10g，制大黄10g，茯神30g，生龙骨30g（先煎），生牡蛎30g（先煎），生青礞石30g（先煎），生姜10g，大枣15g，甘草10g，淮小麦50g，百合20g，生地黄30g。7剂。

2019年5月29日三诊：药效好！白天疲劳困倦、坐卧不安的烦躁感迅速消失，耳鸣、腰背痛等症状明显减轻；晚上入睡变短，能睡4~5小时，患者感觉精神状态良好，自行停用佐匹克隆、氟伏沙明。

处方：两方各7剂，再服。

2019年6月24日四诊：因为外出旅游，患者在1个月后复诊，精神状态良好。在三诊服药期间，自行将奥氮平停服，睡眠4~5小时，白天无困倦、烦躁。患者坦言，以往有妄想症状，无法自控（如有跳楼冲动、与大脑中幻音对话等），服用中药后，不仅疲劳与烦躁感消失，无法控制的妄想症状也没有出现，"没想到中药还有这个作用"。

处方：两方各7剂，再服。

【临证体会】

（1）治疗以失眠困倦为表现的精神情志类疾病，我常沿用黄师的方法，选用温胆汤、柴胡加龙骨牡蛎汤、甘麦大枣汤、百合地黄汤、桂甘龙牡汤等方，疗效满意。

（2）两则失眠验案的特点均为抑制与兴奋并存。患者既有亢奋的"烦惊"表现，如失眠、彻夜难眠、烦躁焦虑、坐卧不安、心悸等；同时也有疲乏困倦、沉默少言、默默不欲、怕冷、脉沉细等无神的"但欲寐"表现。正是这种矛盾的状态，造成患者夜间不得入睡、白天困倦的日夜颠倒的恶性循环。

（3）在常规镇静治疗无效时，应及时调整思路，我效仿黄师的治疗经验，反其道而行之。抓住患者白天困倦思睡的"无神"表现，用麻黄附子细辛汤，促使其白天兴奋，夜间则能寐。若伴烦躁、坐卧不安、心悸、耳鸣等气上冲的桂枝证时，多合用桂甘龙牡汤或桂枝救逆汤。如精神分裂症验案中的心悸、心慌、坐卧不安，即为桂枝救逆汤条文"惊狂""卧起不安"证。

（4）两则验案的患者都为柴胡人，此类患者在长期的精神刺激下易出现行为、情感、言语思维、感觉知觉、意识、注意与记忆、睡眠等方面的障碍。柴胡加龙骨牡蛎汤擅长调神解郁，是治疗睡眠障碍的经典方。我多根据患者的不同表现，合用温胆汤、甘麦大枣汤、百合知母汤等方。

49.跟师抄方——扁桃体反复化脓的多囊卵巢综合征案

侯某，女，19岁。身高167cm，体重66kg。2020年6月22日

初诊。

病史：多囊卵巢综合征3年。月经周期为35～42天，甚至长达2～3个月一行，有痛经，经前乳胀，末次月经5月19日。今年来化脓性扁桃体炎每月发作，伴发热、身体疼痛。既往易上火，口腔溃疡发作频繁时一月3次。左侧踝关节皮疹，月经期间加重。

既往史：哮喘，支气管炎，湿疹，过敏性鼻炎。

家族史：奶奶及父亲有高血压，母亲有卵巢囊肿病史。

体征：体型壮实，面黄有油光，眉发浓密，眼睑红，眼圈暗黑，双侧上肢毛周角化，舌苔净，腹力中等。

处方：防风通圣散。生麻黄10g，防风15g，连翘20g，六一散20g（包煎），桔梗10g，生石膏20g，黄芩10g，栀子10g，荆芥20g，制大黄5g，当归10g，川芎10g，生白芍10g，苍术30g，干姜5g。15剂，服用5天停2天，餐后服。

2020年7月13日二诊：服药后汗出多，小便多，大便排出臭秽多，体重下降1.5kg，食欲可，末次月经6月27日，月经量增加，脸色变亮。

处方：原方20剂，隔天服用。

2020年10月12日三诊：药后月经周期规律，30天一行，体重下降4kg，每月扁桃体化脓发热现象未发作。

处方：原方15剂，1周服用2剂。

2021年1月18日四诊：月经周期规律，化脓性扁桃体未发作，下肢皮肤瘙痒好转明显，近日熬夜多，口溃频发。

处方：原方15剂，1周服用2剂。

2021年4月26日五诊：月经规律，体重62kg。改服防风通圣丸成药，按说明书服用。（二维码45）

【黄师按语】

多囊卵巢综合征的主要临床表现为月经周期不规律、不孕、多毛和痤疮，是女性常见的内分泌系统疾病。本案患者体貌特征、月经异常、皮肤表现、既往病史等属于麻黄与大黄的兼夹体质，为表里俱实证，故用防风通圣散。此案反复发作的化脓性扁桃体炎是防风通圣散方证要点之一。此外，防风通圣散对此类体质的患者出现不明原因的发热也有效。

50.临证实践——月经紊乱的多囊卵巢综合征案

凌某，女，20岁。身高162cm，体重68kg。2020年1月27日初诊。

病史：月经不规则5年，患者自15岁开始起月经周期不规则，以月经延期为多，甚至停经数月，诊断为双侧卵巢多囊样改变、高泌乳素、高尿酮。服用达英-35、螺内酯片等药物，因担心西药副作用而求诊。现体重增加，面部痤疮反复发作，怕热易汗，易牙龈出血，易口腔溃疡。平素运动少，喜肉食。末次月经1月13日。

体征：体型壮实，臀部、下肢粗壮，面红油，痤疮散发，皮肤毛孔粗大；舌尖红，苔黄腻，脉滑数，脉搏84次；腹壁脂肪厚，腹部充实，腹力强，脐毛。（二维码46）

处方：防风通圣散。生麻黄10g，防风15g，连翘

20g, 滑石20g（包煎）, 桔梗10g, 生石膏20g, 黄芩10g, 栀子10g, 荆芥20g, 制大黄5g, 当归10g, 川芎10g, 生白芍10g, 苍术30g, 干姜5g, 生甘草10g。14剂, 服用5天停2天。餐后服, 停服西药, 嘱一周3次以上中等运动。

2020年2月12日至3月11日复诊, 月经未至, 守方再服。

2020年3月27日复诊: 末次月经3月13日, 月经量偏少, 颜色鲜红, 运动少, 体重69kg。

2021年2月25日复诊: 持续服用原方至9月初, 月经均按月而至, 经量正常, 因赴四川上学而停药。2021年1月再次出现月经延期现象求诊, 原方再服。

【临证体会】

两个花季少女都患有多囊卵巢综合征, 与她们的体质是息息相关的。两者都为麻黄与大黄兼夹的热性体质, 以黄师的"方人相应"思维, 虽医案有别, 但体质类似, 疾病相同, 故而选方一致, 疗效相似。

防风通圣散人形体胖状, 面红油亮, 眉发浓密, 眼睑充血, 汗少, 皮肤干燥, 食量大, 喜肉食, 大便易秘结; 腹诊检查多为腹壁脂肪厚, 腹肌紧张有力, 腹部充实饱满, 且有明显的抵抗感; 腹部汗毛重, 女性多有脐毛或乳晕有毛。防风通圣散证的女性多见月经延后、闭经, 易患单纯性肥胖、多囊卵巢综合征、不孕不育症等疾病。

多囊卵巢综合征常用方证鉴别: 首先是葛根汤证, 身体壮实程度不如防风通圣散, 易出现身体困重、疲劳嗜睡, 多有特异性方证

"葛根背"。其次是五积散证，胖壮体型类似防风通圣散，但其病理特性属寒湿，身体困重，多伴有胃肠道动力不足的食欲不振、腹胀等症状，腹力中等偏软。还有当归芍药散证，体型多见臀型肥胖，有浮肿贫血貌，面黄有斑，常见经期头痛与浮肿，腹部松软。

51.跟师抄方——卵巢早衰案

张某，女，37岁。身高173cm，体重80kg。2020年3月24日初诊。

病史：卵巢功能早衰。患者体检提示子宫多发肌瘤、子宫息肉、巧克力囊肿，于2017年行子宫肌瘤切除术，现备孕半年未怀孕，自测无排卵，妇科检查提示卵巢功能早衰。月经周期25天，经期9天，经色深，痛经。大便每天2~3次，多梦、早醒，晨起疲惫感明显。

二维码47 扫码看舌象及黄煌教授病历手迹

体征：胖壮体型，面色黄暗油腻，舌尖红，苔白；腹力中等，右下腹压痛，有脐毛。(二维码47)

处方：五积散加葛根。生麻黄5g，肉桂10g，炙甘草5g，干姜10g，苍术30g，厚朴15g，姜半夏15g，当归10g，茯苓15g，陈皮20g，枳壳15g，川芎10g，白芍10g，桔梗10g，白芷10g，葛根30g。20剂，服用5天停2天。

2020年5月26日二诊：服药后体重下降6kg，睡眠好转，晨起头晕疲惫感好转，右下腹疼痛感缓解，经期缩短，自测无排卵。原方加川芎15g。20剂，隔天服用。

2020年7月7日三诊：药后痛经缓解，月经期7天，自测出现排卵。原方生麻黄加量至10g，20剂，隔天服用。黄师叮嘱：既然检测已有排卵，怀孕只是时间问题，放松心情，卵巢也有情感，情绪紧张状态下，排卵怀孕自然也不顺利。生命是一种感觉，不能被数字所困扰，怀孕生育为天道，急不得，等不得，要顺其自然。

【黄师按语】

现代女性的月经不调类疾病，尤其是月经稀发、闭经类的卵巢囊肿、多囊卵巢综合征、单纯性肥胖等疾病中的很大一部分适用五积散进行调治，这类患者有着明显的体质特征：腰臀腿粗，体型如土豆；面色皮肤黄暗干燥，面部易有痤疮和黄褐斑；腹软，腹壁脂肪厚；疲倦乏力感明显，易身体困重、关节疼痛，不易出汗。五积散人还容易出现消化系统、呼吸系统等症状。本案患者由于手术、体检异常指标、排卵检测等多重因素，导致情绪的焦虑。因此，在用药物调体治病的同时，还需配合适当的心理疏导，以起到调摄情志的作用。

52.临证实践1——月经稀发、疲倦的中年妇女案

曹某，女，41岁。身高152cm，体重66kg。2019年9月22日初诊。

病史：月经不规则多年，超声检查提示多囊卵巢、子宫肌瘤，不规律服用中、西药。近半年来，月经稀发、量少；咽喉部不适，有痰堵塞感，多食胃胀；白天困倦感，提不起精神，即使睡眠时间充足，疲惫、腰酸背痛感依然明显；体重持续上升，患者期望中药也能减肥。既往有腰突病史。

二维码48 扫
码看"方人"
特征

体征：土豆型身材，颈部富贵包，面色偏黄；舌暗红，苔白厚腻，脉沉；腹软，腹壁脂肪厚。（二维码48）

处方：五积散加葛根。麻黄10g（先煎），肉桂10g，甘草5g，苍术40g，厚朴15g，陈皮20g，枳壳20g，茯苓30g，桔梗10g，白芷10g，当归10g，川芎10g，赤芍15g，生姜20g，姜半夏10g，葛根30g（先煎）。14剂。

2019年10月19日复诊：疲倦腰酸感减轻，胃胀减少，体重有轻微下降；末次月经10月11日，量少色暗，三日而止。舌苔薄白。

原方14剂，再服。

患者持续服用五积散至2020年1月底，月经每月如期而至，经量增加，经期由3天增加到4天，腰酸不适、困倦嗜睡、胃部症状等均消失，体重62kg（下降4kg）。

53.临证实践2——停经案

吕某，女，32岁。身高155cm，体重64kg。2019年12月28日初诊。

病史：停经3个月。患者平时月经周期37~45天，月经延期稀发多见，大多没有规律，经量少。妇科诊断为多囊卵巢综合征，宫腔粘连，胰岛素抵抗，服用地屈孕酮片、二甲双胍片。末次月经2019年9月9日，近期多食胃胀，腰背部酸胀，大便黏秘。未避孕，未孕近2年。

体征：BMI 27，矮胖土豆体型，脸上痤疮散发，唇毛浓密，下肢皮肤干燥，腹部软，腹壁脂肪厚。（二维码49）

处方：五积散。麻黄15g（先煎），肉桂10g，苍术40g，甘草6g，陈皮15g，枳壳15g，厚朴10g，茯苓10g，桔梗10g，白芷10g，当归10g，川芎10g，白芍10g，干姜20g，姜半夏10g。14剂。

2020年1月11日二诊：服药后第3天（12月30日）月经至，胃胀去，原方14剂。

2020年4月11日三诊：二诊药物服完后停服，月经每月按时而至，周期29天，月经量增多，4月月经周期再次出现紊乱。

原方14剂。

五积散持续服用至7月，月经周期恢复正常，体重由64kg下降为59kg。

54.临证实践3——消瘦老奶奶的腰痛案

戴某，女，75岁。身高152cm，体重40kg。2020年7月25日初诊。

病史：腰背部酸痛月余。一个多月来腰部酸痛，活动受限，平卧及局部保暖后减轻；伴有身体多关节酸痛感，夜尿多，少食即胃胀嗳气，夜间口苦。磁共振检查提示：腰3椎体压缩性骨折，腰5到尾椎1椎体终板炎考虑。腰椎侧弯畸形，腰椎退行性改变伴有不稳定。

体征：痛苦面容，身体消瘦，头发花白，面色黄暗；舌暗红，苔白腻，舌下静脉瘀紫，脉沉细；扁平腹，腹部按压缺乏弹性。（二维码50）

处方：五积散加黑顺片、细辛。麻黄10g，肉桂10g，苍术30g，姜半夏10g，厚朴15g，陈皮30g，枳壳30g，干姜10g，当归10g，川芎15g，白芷10g，桔梗10g，甘草10g，赤芍20g，茯苓20g，细辛8g，黑顺片10g（先煎）。7剂，开盖煎煮。

2020年8月1日二诊：服中药3剂后胃部症状减轻，10剂后腰背部及多关节酸痛减轻明显，白腻苔减少。原方7剂，1剂分2天服用。

2020年8月15日三诊：腰背疼痛消失，食欲好，无胃胀不适，夜尿多，下肢易抽筋，苔薄。

处方：济生肾气丸合四味健步汤。肉桂8g，黑顺片8g，生地黄30g，山药15g，制萸肉15g，牡丹皮10g，泽泻10g，茯苓10g，炒车前子15g，牛膝30g，丹参20g，石斛30g（先煎），赤芍20g。14剂。

2020年10月24日四诊：腰痛偶作，夜尿2次，下肢无痉挛。

处方：改服桂附地黄丸成药，按说明书常规剂量服用。

【临证体会】

五积散是《太平惠民和剂局方》方，是古代治疗外感、内伤病的通治方，以治气、血、痰、饮、食之五积。常用于体型胖状如土豆的女性出现月经不调为表现的闭经、卵巢囊肿、多囊卵巢综合征、痤疮、肥胖等疾病。在黄师的体质学说中，五积散人属于寒湿浸渍的水麻黄体质，其人体胖，皮肤偏黄，不易汗出，以身体困倦，腰酸沉重为多见。

笔者使用五积散的思维方法：体貌特征典型时，从体质入手，如笔者的2则多囊卵巢综合征医案；当诊断明确、病证相符的疾病出现时，则从专病入手，如消瘦的老奶奶体貌特征虽不符合五积散人，但以其寒湿腰痛、胃肠道症状及脉沉为抓手应用五积散。

五积散的方证要点，也可以从方剂组成来理解。五积散中包含麻黄加术汤的身体困倦疲乏、关节沉重疼痛等症状；有当归芍药散的月经不规则、量少、脸黄斑多等症状；有平胃散、二陈汤的舌苔厚腻、少食胃胀等表现；有橘枳姜汤、温胆汤的胸闷不适等表现；还有半夏厚朴汤的"咽中如有炙脔"等。

五积散属于麻黄类方，麻黄的主要成分麻黄碱具有减肥的功能，如两则多囊卵巢综合征患者都有不同程度的体重下降。然而，麻黄碱的副作用不容忽视。笔者发现，部分患者服用五积散后，易出现口干渴、心率加快、失眠亢奋等表现。因此，在临证使用五积散时，需叮嘱注意事项：不空腹服用，服药期间减少浓茶与咖啡的摄入，不建议夜间服用，服药后1小时内不剧烈运动等。

五、柴胡类方

55.跟师抄方——类风湿关节炎案

孙某，女教师，40岁。身高156cm，体重45kg。2019年12月03日初诊。

病史：类风湿关节炎10年。现诉关节酸痛，晨僵，自觉身体有颤抖，心慌，易汗，嗳气，怕冷时热，食欲可，视力迷糊，入睡困难。有甲亢。

体征：体型消瘦，面黄唇红，眼睑红，舌暗红，苔薄，脉滑，四肢关节无变形，腹力中等，胁下紧张。

处方：小柴胡汤去生姜加白芍、黄柏。柴胡15g，黄芩10g，白芍20g，生甘草10g，党参10g，姜半夏10g，黄柏5g，红枣20g。15剂，服5天停2天。

2019年12月25日二诊：服药后关节酸痛缓解明显，怕冷时热减少，视力迷糊改善，睡眠易醒有汗，易心慌，体重下降。

处方：上方加麦冬20g，阿胶5g，生地黄15g。20剂，隔天服用。嘱其多食猪蹄、鸡爪、虾皮、海参。

二维码51 扫码看舌象及黄煌教授病历手迹

2020年12月21日三诊：关节酸痛、晨僵消失，脸色变好，心情愉悦，大便不成形，遇事易心悸、汗出。

处方：小柴胡汤去生姜加白芍15g，黄柏5g，煅牡蛎15g，百合干30g。20剂，服5天停2天。（二维码51）

【黄师按语】

风湿性关节炎、强直性脊柱炎、肌膜炎等疾病多表现为关节疼痛、肿胀、晨起僵硬等，病程长且易反复发作。根据我的临床观察，此类患者的体质偏热性为多，如本案的眼睑嘴唇等黏膜充血、心慌、易汗、入睡困难、舌脉表现等，用小柴胡汤去生姜加芍药、黄柏，疗效肯定。去生姜是为避免其辛辣上火之弊，加芍药则为寓合治疗伏热在里的热痹专方——黄芩汤，黄柏具有清热利关节、止痹痛作用。

如伴皮肤过敏、眼睛瘙痒、头痛等，可加入荆芥、防风，起到清热、疏风、止痒作用。

56.临证实践1——关节灼热的类风湿关节炎案

王某, 女, 65岁。身高164cm, 体重64kg。2020年6月3日初诊。

病史: 类风湿关节炎6年。诉全身多关节游走性疼痛, 晨僵, 关节内有灼热感, 右中指间关节畸形; 皮肤易瘙痒, 易汗出; 双足底红热, 瘙痒脱皮多; 大便偏干, 食欲一般, 睡眠正常。既往服用青风藤、威灵仙、虎杖根等祛风湿中药乏效, 5月免疫风湿科检查类风湿因子214IU/mL、抗核抗体阳性。

既往史: 糖尿病, 胆汁淤积性肝炎, 甲状腺功能减退。

体征: 体型中等, 唇暗红, 舌暗, 苔白厚腻, 脉弦滑; 腹部充实, 双侧肋下紧张。

处方: 荆防小柴胡去姜汤加味。荆芥20g, 防风15g, 柴胡15g, 黄芩15g, 姜半夏15g, 党参10g, 红枣15g, 炙甘草10g, 生白芍20g, 黄柏15g, 苍术15g。14剂。

2020年6月17日二诊: 服药后关节疼痛缓解, 大便通畅。

处方: 原方14剂。

2020年7月2日三诊: 6月30日复查抗环瓜氨酸肽抗体>500U/mL, 超敏C反应蛋白14.2mg/L, 类风湿因子136IU/mL, 抗线粒体抗体阳性, 免疫球蛋白M323mg/dL。

处方: 原方14剂。

2020年8月27日四诊: 关节灼热感及游走性疼痛减轻, 晨僵改善。8月25日复查指标下降: 超敏C反应蛋白5.2mg/L, 类风湿因子131IU/mL, 抗线粒体抗体阳性, 免疫球蛋白M 256mg/dL。

处方: 原方14剂。

患者持续服用至10月底，关节疼痛症状改善明显，偶有发作，程度较前已明显减轻，白腻厚苔减轻。（二维码52）

57.临证实践2——手指僵痛肿胀的荨麻疹案

王某，女，58岁。身高160cm，体重58.5kg。2020年12月9日初诊。

病史：荨麻疹反复发作多年。发作时，以斑片状皮疹密布全身，瘙痒剧烈，影响睡眠。每天服用抗过敏药，药效不佳，食欲好，便秘，咽喉异物感。有风湿性关节炎，多处关节游走性疼痛，右侧腕关节局部肿胀压痛，手指关节肿胀明显伴有晨僵，四肢部位易抽搐。

既往史：腰椎间盘突出，哮喘病，痔疮。

体征：体型中等，面黄油，眼睑红，唇暗红；手冷，双手背皮肤暗红肿胀，红白试验阳性；舌红，苔白腻，脉滑数，腹力中等。（二维码53）

处方：荆防小柴胡汤合半夏厚朴汤加黄柏、芍药。荆芥20g，防风20g，柴胡20g，姜半夏15g，黄芩15g，党参5g，干姜3g，红枣20g，甘草5g，厚朴15g，紫苏叶10g，茯苓20g，黄柏10g，生白芍60g。7剂。

建议复查相关风湿指标。

2020年12月16日二诊：皮疹控制，新发减少，瘙痒减轻，大便通畅。手指关节疼痛肿胀，晨僵依然。检查指标反馈：C反应蛋白9.15mg/L，红细胞沉降率32mm/h。

处方：荆防小柴胡汤合当归四逆汤加黄柏。荆芥20g，防风20g，柴胡20g，姜半夏15g，黄芩15g，党参5g，红枣30g，甘草5g，生白芍60g，黄柏10g，当归15g，细辛5g，桂枝10g。7剂。

2021年1月21三诊：停服抗过敏药，皮疹控制良好，关节疼痛肿胀减轻，晨僵减少，四肢抽搐消失，大便通畅，食欲好，舌红。复查C反应蛋白、红细胞沉降率均在正常范围之内。

处方：原方加生地黄25g。7剂，1剂分2天服用。

2021年3月4日四诊：症状平稳，手指肿胀基本不发作，疼痛、晨僵无。

处方：原方7剂，1周服用2剂。

【临证体会】

对于慢性反复发作的疾病，黄师有一张常用方，就是经典和解方：小柴胡汤。医案中的慢性荨麻疹、类风湿关节炎，都是小柴胡汤所适用的病程长、反复发作、缠绵难愈的慢性疾病。

小柴胡汤的适用疾病范围广，几乎涉及各系统的慢性疾病，且临床表现大多错综复杂。因此，黄师在临证中时常将小柴胡汤做加减或合方，来应对不同的方证表现。笔者医案遵循黄师的方法，从而取得满意疗效：患者属热性体质，恐生姜辛辣助热去之；有慢性荨麻疹、皮肤瘙痒，则加荆芥、防风，配合柴胡即为黄师常用的"祛风止痒三姐妹"；有咽喉部异物感、清嗓子等梅核气病，合半夏厚朴汤，即为小柴朴汤；有关节肿痛、晨僵、便秘，加白芍、黄柏，寓合黄芩汤加黄柏；有关节肿痛伴食欲好、舌红，加大剂量生地黄，配伍甘草有激素样作用；有手冷、局部冻疮手表现、红白试验阳性，则合当归四逆汤。

　　小柴胡汤的适用人群,大多如3则医案的患者,体型中等或偏瘦,面黄,皮肤易过敏,肌肉紧张,关节易肿胀、疼痛,腹诊两肋下抵抗或压痛。

58.跟师抄方——子宫肌瘤术后调理案

　　顾某,女,37岁。身高163cm,体重49kg。2020年6月16日初诊。

　　病史:子宫肌瘤宫腔镜手术后,要求调理。便秘二日一解,平时容易手足冰冷,睡眠差,入睡困难,梦多,口腔溃疡频繁发作;体检异常数据偏多(左侧卵巢囊肿、双侧乳腺结节、肺结节、盆腔积液、脑垂体微腺瘤等),压力较大。月经周期27天,经期5天,末次月经6月13日,经前乳房胀痛。

　　家族史:父亲肺癌。

　　体征:身体偏瘦,脸长,面部表情少,皮肤白;舌红,苔薄,脉细弦,腹肌紧张。

　　处方:四逆散合黄芩汤。柴胡15g,生白芍15g,枳壳15g,炙甘草15g,黄芩15g,红枣20g。20剂,服用3天停2天。

二维码54　扫码看黄煌教授病历手迹

　　患者持续服用此方至2021年3月22日复诊反馈,服药后大便通畅,睡眠好,口腔溃疡基本不发作,情绪稳定,经前综合征减轻。

　　处方:原方20剂,服用3天停2天。(二维码54)

【黄师按语】

四逆散是一张古代治疗四肢冷的专方,经典的理气方,能缓解心理压力所致的躯体症状,适用于以胸胁苦满、四肢冷、腹痛为特征的各种疾病。本案中的患者脸长、表情少,属于柴胡体质。因为子宫肌瘤手术及父亲肿瘤病史导致精神紧张、压力增大,结合患者的体检报告数据分析,她属于热性体质,故用理气解郁的四逆散加黄芩、红枣,寓意为合黄芩汤清体内之伏热。

59.临证实践——任性女孩的便秘案

喻某,女,身高170cm,体重40kg。2021年1月12日初诊。

病史:爱生气的初中小女生,便秘数日,早晨起床后欲便不能,腹胀、腹痛不适而哭闹,不愿意用开塞露,外婆急着给我打电话求诊,希望用中药通大便。

体征:体型高瘦,皮肤略黄,丹凤眼,手脚凉,腹直肌紧张。(二维码55)

二维码55　扫码看"方人"特征

微信处方:四逆散。柴胡15g,生白芍30g,甘草15g,枳壳20g。3剂。

第2周的工作日,外婆特意送锦旗到工作室。反馈当天服药后,大便通畅,腹痛消失。

【临证体会】

本案的初中小女生,外婆经常带她来就诊,所以我熟悉她的体质。她是一个身材高挑 , 话语不多的高冷小公主。她在学校是成绩优秀的"乖乖"女孩,但放学回家就变成一只小母老虎,动不动就发脾气,甚至会有歇斯底里的表现。她很敏感,做腹诊时,腹肌会像触电一般的紧张。棱角分明的脸型、不耐烦的表情、凉凉的小手、紧张的腹肌,分明就是一个黄师笔下的"四逆散小姐"。此次发病也与情绪相关,腹肌痉挛则腹痛,肠壁平滑肌痉挛则出现便秘,持续的紧张则更加重了症状。

四逆散只有4味药,但蕴含着2张仲景的止痛小方:缓急止痛的芍药甘草汤、除胀止痛的枳实芍药散。方中芍药俗称"小大黄",根据黄师的临证经验,芍药30g以上就具有通便的功效。

60.跟师抄方——僵硬的双脚案

周某,男,66岁。身高170cm,体重63kg。2020年4月1日初诊。

病史:下肢行动障碍10年。患者于2009年因中风行手术治疗后,出现肢体行动不便的后遗症,近几年来逐渐加重,自述每次过马路时听到汽车喇叭声则下肢瞬间僵硬,无法迈开步子。发病后,自卑感明显,不愿出门见人,在意他人的目光,心烦易怒,入睡困难,易早醒,醒后难入睡。服用安眠药乏效,需饮酒后方能入睡,尿频、尿不净,便秘,食欲一般。高血压病史40年。

情绪量表评分:A12D8。

体征:拐杖助行入诊室,体型中等,面色黄暗,唇暗红,眼圈暗,面部表情少;舌体轻颤,舌质暗红,苔黄腻,脉弦紧;腹肌紧张,脐跳。

处方:柴胡加龙骨牡蛎汤合栀子厚朴汤加菊花、黄连。柴胡15g,黄芩15g,姜半夏15g,党参10g,茯苓20g,桂枝10g,生大黄

10g,生龙骨20g,煅牡蛎20g,干姜5g,红枣20g,黄连5g,栀子15g,厚朴15g,菊花20g。15剂,服用5天停2天。

2020年4月29日二诊:服用后睡眠改善,不需依赖酒精,能一觉到天亮。药后腹泻,每天4~5次,尿频改善。

原方生大黄改为制大黄10g。15剂,服用5天停2天。

2020年5月25日三诊:睡眠状态稳定,下肢肌张力改善,在室内可以脱离拐杖行走,过马路时双腿僵硬现象减少。原方15剂,1剂分2天服用。

二维码56 扫码看舌象及黄煌教授病历手迹

2020年6月15日四诊:睡眠佳,尿频现象基本消失,原方去栀子、黄连。15剂,1剂分2天服用。(二维码56)

【黄师按语】

该案患者体型中等,腹肌紧张,就诊时表情不丰的"面具脸",均提示其为柴胡体质。柴胡人出现了焦虑、抑郁、失眠等病症时,柴胡加龙骨牡蛎汤是首选方。患者下肢肌张力在紧张状态下出现僵硬、无法迈开步子的现象,就是柴胡加龙骨牡蛎汤的"一身尽重,不可转侧"证,这种现象与情绪相关。患者的情绪量表评分中焦虑分值高达12分,可以理解为原文的"烦""惊"表现。我一般会给心烦、焦虑不安、胸闷、腹胀的患者合用栀子厚朴汤。柴胡加龙骨牡蛎与栀子厚朴汤是治疗柴胡体质出现焦虑状态的常用合方。方中加入黄连、桂枝寓合交泰丸,加强清心除烦助眠作用;加入菊花,则取《金匮要略·中风历节病脉证并治》中"治大风,四肢烦重,心中恶寒不足者""治风癫"的侯氏黑散用菊花之意。

61.临证实践——呆若木鸡的女人案

黄某，女，61岁。身高159cm，体重49kg。2020年10月23日初诊。

病史：失眠多年，诊断为抑郁症。目前服用3种抗抑郁药物，依然入睡困难，甚至彻夜难眠，噩梦多，疲倦乏力明显，自述对一切都没有兴趣。胸胁部时有胀满、紧缩、压迫等难以言明的不适感，甚至不能穿戴胸罩。食欲几无，少食胃胀、嗳气、呃逆，好像胃里塞了个拳头。大便2~3天一解，干结难出，体重下降明显。追问诱因，是兄弟变故去世，婆媳关系紧张，儿子胰腺肿瘤性质待排。

二维码57　扫码看"方人"特征

体征：体瘦面黄，抑郁貌，话语少。丈夫代诉病史时，患者呆若木鸡，独坐角落。舌红，苔黄腻，脉弦，胁下按压紧张，心下按压有充实不适感，脐跳。（二维码57）

处方：柴胡加龙骨牡蛎汤。柴胡15g，黄芩15g，姜半夏15g，党参10g，茯苓20g，桂枝10g，制大黄15g，礞石15g（先煎），龙骨15g（先煎），牡蛎15g（先煎），干姜5g，红枣20g。7剂。

2020年10月31日二诊：睡眠改善，入睡变快，情绪好转，面带微笑，食欲开，口苦胃胀好转，大便通畅、每日一解，苔黄腻变薄，原方继服，7剂。嘱减少西药的服用量。

2020年11月20日三诊：停服所有抑郁药物近1周，体重增加1kg，睡眠好，食欲好，大便通畅，胃中紧塞的拳头、胸部紧塞感均消失。原方2-1服法（服用2天停1天），10剂。

【临证体会】

柴胡加龙骨牡蛎汤的条文："伤寒八九日，下之，胸满烦惊，小便不利，谵语，一身尽重，不可转侧者，柴胡加龙骨牡蛎汤主之。"此方是古代的精神神经心理病用方，传统的安神定惊解郁方，具有抗抑郁、改善焦虑情绪、镇静、安眠、抗癫痫等作用。

此案难以言语的胸部异常感觉，就是条文的"胸满烦惊"证。黄师曾经说过，"胸满"是一种主观的感觉和心理体验，如本案患者的胸部紧束感、胸闷、呼吸不畅感、情绪低落；"烦"是情绪异常的表现，是抑郁、焦虑，如本案患者的无法入睡等表现。

患者坐在诊室中呆若木鸡的样子，即为"一身尽重，不可转侧"的方证体现。临床以抑郁状态的患者为多见，常见的症状表现如疲倦乏力、意欲兴趣缺乏、肌肉僵硬、行动困难、反应迟钝、身体不灵活等。

柴胡加龙骨牡蛎汤中的铅丹在《神农本草经》中的药效描述："味辛，微寒。主治咳逆，胃反，惊痫，癫疾，除热，下气，炼化还成九光，久服通神明，生蜀郡平泽。"由于中药房已没有铅丹，笔者用云母矿物属中同样具有治惊痫作用的礞石替代。礞石在《纲目》中所主：治积痰惊痫，咳嗽喘急。

62.跟师抄方——低烧4个月案

孙某，女，26岁。身高160cm，体重53kg。2020年6月1日初诊。

病史：低烧4个月。今年1月与发热的朋友聚餐后，出现了反复低烧，3月住院诊断为变态反应，治疗后低烧持续至今。T（体温）

37.4~38.2℃，发烧时前额头部疼痛，周身疼痛，皮肤容易灼热感。低烧以夜间为多，平躺后反酸，晨起口干，便秘。无恶寒出汗，睡眠正常，发病以来食欲下降，体重下降4kg，平时食量大，能吃能喝，自称一斤半高度白酒起步。5月底再次收治入院，PET-CT检查提示：左上额窦炎，胆汁淤积，双侧颈部淋巴结炎。住院期间，大便干结出血，低烧依然而求诊。

既往史：阑尾炎手术史，胃息肉，胆汁淤积病史。

家族史：姐姐和弟弟体重都在100kg以上，母亲、堂兄弟、叔叔、伯伯体型胖壮，爷爷心脏病哮喘，奶奶宫颈癌。

体征：体型中等偏瘦，棱角脸，舌红，苔薄，脉滑数；腹肌紧张，两侧胁下抵抗明显。

处方：大柴胡汤。柴胡30g，黄芩15g，姜半夏15g，枳实20g，白芍15g，制大黄10g，干姜5g，红枣20g。7剂。

2020年6月8日二诊：服用中药后，身体发烫的感觉逐渐消失，体温下降，偶有午后短暂升高，夜间体温正常，一日大便六七次，省中医院建议出院。

原方10剂，1剂分2天服用，每晚临睡前服用1次。

【黄师按语】

《伤寒论》136条："伤寒十余日，热结在里，复往来寒热者，与大柴胡汤。"患者反复发烧的症状，属于典型的往来寒热证，为什么不用小柴胡汤？小柴胡汤证默默不欲饮食，大柴胡汤证能食喜荤；小柴胡汤证默默不得眠，大柴胡汤证能吃更能睡。结合患者的症状表现、炎症检查结果、平躺易恶心的反流表现、家族中实热性体质遗传基因等，虽然患者体型偏瘦，但其热性体质特征明显，故选用大柴胡汤而获效。

根据我对体质遗传倾向的临床经验，该患者虽然形体中等偏瘦，但从她的饮食习惯及家族遗传等因素预判，日后其体质发展成为大柴胡汤人的概率较大。

63.临证实践——不明原因高烧4个月案

沈某，男，67岁。身高170cm，体重80kg。2021年2月9日初诊。

病史：不明原因反复发热4个月。2020年国庆期间受凉后，每天傍晚出现恶寒，背部发冷，寒战发热，体温高达39℃以上，发热时伴双下肢皮疹，大便偏溏黏，夜间口干，无关节疼痛，无头疼呕吐，服用退烧药则体温下降，皮疹褪去，但药效一过，高热复现。患者分别于2020年10月9日、11月12日、12月11日在浙江邵逸夫医院肝病感染内科、浙江省第一医院感染科住院治疗共3次，经常规检查、骨髓穿刺、血液培养、PET-CT检查等均未能明确病因，住院期间依然发热不退，诊断为发热待查、不典型病原体感染、沙门菌感染、淋巴瘤待排、免疫性疾病引起的发热首先考虑、血液系统疾病不能排除。临近春节，在医院的建议下带药出院，目前每天服用2片乐松控制体温、左氧氟沙星片抗感染。自觉困倦乏力明显，皮肤有发烫感，无汗，下肢皮肤轻微瘙痒，大便正常，食欲一般，平素喜肉食。

既往史：高血压，结肠息肉，慢性萎缩性胃炎，肾功能不全，肾囊肿，肾结石，肝囊肿，动脉硬化，阑尾炎手术史。

体征：体型中等偏壮实，眼睛有神，声音响亮；舌红，苔薄，根黄腻，舌面略干，脉搏90次/分，脉滑数；腹壁脂肪厚，腹部充实，心下按压胀满疼痛，胁下紧张。

处方：大柴胡汤。柴胡35g，黄芩20g，姜半夏15g，生姜15g，红枣20g，制大黄15g，枳壳20g，生白芍15g。10剂，每次200mL，一日3次。嘱停服1片乐松，停服左氧氟沙星片。

2021年2月19日二诊：服药及停服1片乐松后，体温未上升，自我感觉良好，乏力感减轻，食欲开，脉搏72次/分。

原方7剂，每次200mL，一日3次。嘱停服乐松。

二维码58 扫码看舌象及体温曲线图

2021年2月26日三诊：体温正常，自觉体力逐步恢复，皮肤发烫消失，大便偏溏稀，食欲好，下肢皮疹轻微瘙痒，舌苔净。后用小柴胡汤、柴胡桂枝汤等方调治善后至5月底复诊，无发烧，诸症皆去，赠锦旗及感谢信。（二维码58）

【临证体会】

大柴胡汤是黄师门诊常用的一张经典方，我在南京跟诊时，目睹黄师活用此方而屡获奇效的医案：有从体质入手用大柴胡汤治疗高脂血症、肥胖、红斑狼疮、三叉神经痛等病；也有从临床症状和腹诊入手用大柴胡汤治疗游走性浮肿、精子畸形、经前紧张综合征等；也有从精神状态结合体质特征入手用大柴胡汤治疗焦虑症、抑郁症、惊恐发作等；还有从疾病结合体质特征入手用大柴胡汤治疗胃食管反流症、胰腺炎、胆石症等。

黄师抓大柴胡汤证的方法灵活多变，独具慧眼，但绝非天马行空，其内在规矩，就是"方—病—人"的诊疗思维。两则发烧案的临证思维方法都是从"方病相应"切入。黄师的低烧案是"宿食病"，而笔者反复不明原因的发烧案则为"伤寒病"。

黄师在运用大柴胡汤时，注重腹诊检查。其关键指征是"按之心下满痛"，心下的部位指剑突下及两侧肋弓下的三角形区域，按压时能明显感觉到抵抗、胀满疼痛。笔者的发烧案就出现了大柴胡汤典型的腹证。

64.跟师抄方——心神不宁的女人案

金某，女，66岁。身高165cm，体重45kg。2020年4月1日初诊。

病史：近日来时常有心悸心慌感，心神不宁，静不下来，欲往外跑，大便不成形，睡眠浅，易早醒。

既往史：高血压，脑出血史，阑尾炎手术史，胆结石手术史，肠粘连病史。

体征：体型中等，表情不丰，语言略艰涩，面部潮红，眼睑红，咽喉暗红；舌红，苔白腻，脉弦滑有力；腹力中等，腹壁脂肪厚，腹壁可见多处手术疤痕史。

处方：大柴胡汤加黄连。柴胡20g，黄芩15g，姜半夏15g，枳壳20g，白芍15g，制大黄5g，黄连5g，干姜5g，红枣20g。7剂。

2020年4月22日二诊：药后自述整体好转达80%，心慌已无，心情好，能待在家里做家务，诸症改善，睡眠尚欠佳。

二维码59 扫码看舌象及黄煌教授病历手迹

原方10剂，隔天服用。（二维码59）

【黄师按语】

一个优秀的经方医生,能在患者个性化的描述中读出《伤寒论》的条文。本案心神不宁、无法安静就是大柴胡汤经典原文"郁郁微烦",且患者的既往史大多是大柴胡汤适用的疾病。患者无便秘,大便不成形,故制大黄使用小剂量即可。

65.临证实践1——燃烧的胸膛案

施某,男,34岁。身高172cm,体重75kg。2020年2月28初诊。

病史:胸闷烦躁半年。近半年来,无明显诱因下频繁胸闷,自觉胸中灼热如火燃烧,烦躁,易激惹;自述胸闷发作时,宁愿被扣工资,也不愿接单工作。少食胃胀,嗳气反酸,口气重,大便溏,睡眠差,易早醒,夜间口干苦,长期食用外卖餐饮,喜好夜宵。超声胃镜提示胃底隆起,考虑壁外血管压迫,诊断为胃-食管反流,服用泮托拉唑钠肠溶片、伊托必利片后,症状无缓解。

体征:壮实体型,面部油,面部肌肉紧张,眼睑红;舌红,苔黄腻,脉滑;腹部充实,剑突下抵抗、按压疼痛,双胁下紧张,上腹部叩之鼓音。(二维码60)

处方:大柴胡汤合栀子厚朴汤加黄连。柴胡30g,黄芩15g,姜半夏12g,生姜10g,熟大黄18g,枳壳20g,生白芍15g,红枣15g,黄连8g,栀子15g,厚朴20g。7剂。

二维码60 扫码看"方人"特征

2020年3月6日二诊:胸闷、灼热感发作频次减少,程度减轻,嗳气反酸减少。

原方7剂。

守方服用后，症状持续改善，灼热烦躁少，服用方法由每日服用调整至服用5天停2天、1周服用2天，逐渐减量服用至7月，诸症皆去。

66.临证实践2——反流性食管炎案

应某，女，56岁。身高162cm，体重68kg。2020年7月9日初诊。

病史：胃部不适多年。进食后心下部位有堵塞胀满感，反酸嗳气，咽部有异物感，口干苦，夜间明显，睡眠障碍，二便正常。胃镜提示慢性反流性食管炎，服用中、西药乏效。

既往史：胆囊结石切除术，慢性咽炎。

体征：中等壮实体型，圆脸，面部表情丰富，口气重，咽部暗红；舌红，苔滑腻，舌下静脉瘀紫，脉沉；腹部充实，双肋下抵抗明显，心下部位触摸的温热感明显。

处方：大柴胡汤加黄连。柴胡25g，制大黄10g，生枳壳20g，黄芩15g，姜半夏18g，生白芍15g，红枣15g，生姜10g，黄连5g。7剂。

2020年7月16日二诊：心下胀满，咽喉干燥、异物感均减轻。口气少，大便次数增多通畅，守方继服。

二维码61　扫码看舌象

患者症状持续改善，原方减量服用，1剂分2天服用，服至10月底，诸症消失。（二维码61）

67.临证实践3——上腹痛速愈案

章某,女,39岁。身高158cm,体重55kg。2021年1月8日初诊。

病史:腹痛腹泻1周余。1周前无明显诱因下出现上腹部疼痛伴腹泻,社区医院检查诊断为急性肠胃炎。给予口服兰索拉唑、瑞巴派特、黄连素、泰诺、复方鱼腥草颗粒、荜铃胃痛颗粒,无效。再予乳酸左氧氟沙星氯化钠、兰索拉唑静脉输液治疗,蒙脱石散、地衣芽孢杆菌活菌胶囊口服。3天后,腹泻症状缓解,但上腹部疼痛依然,故来求诊。口干口苦,时有恶心,有口气,食欲差,体温正常。

既往史:胆囊结石切除术,肝脏部分切除术,胆总管扩张。

体征:体型中等,头发浓密,痛苦貌;舌暗红,苔白腻,脉滑数;腹力中等,心下按压疼痛,上腹部叩诊鼓音。

处方:大柴胡汤。柴胡25g,黄芩15g,姜半夏15g,制大黄8g,炒枳壳15g,炒白芍15g,生姜25g,红枣20g。

3剂,颗粒剂。嘱行上腹部超声检查。

2021年1月10日二诊:腹痛止,反馈服中药当晚即腹痛明显好转,患者自觉一身轻松,口气消失,舌苔白腻变薄。超声检查提示右肝结石,脾脏偏大。守方再服7剂。

【临证体会】

黄师经常说:"经方医学的重要特征是着眼于人。"初学黄师的"方—病—人"方证思维,我们很容易被客观形象的"方人"描述所吸引,黄师笔下的生动具体、活灵活现的人物描述,恰恰就是中医教材中望诊的不足之处。笔者听黄师讲经方的第一课就是大柴胡汤,对大柴胡汤人的体貌特征印象深刻,到临床中以方人相应为方法使用大柴胡汤,时有佳案,但无效的医案也不少,颇为不解。与黄师跟诊后,才逐渐掌握"方—病—人"思维的运用方法,临证应用渐入佳境。

笔者的案一、案二均由"方人相应"入手,患者的体貌特征,以及腹诊特点皆为典型的大柴胡汤人;且案一胃食管反流案中紧张的面部肌肉,烦躁、易激惹的状态,以及案二的焦躁失眠,都属于"郁郁微烦"情绪异常的大柴胡汤人,用大柴胡汤取效。

但是,我们不能因此而忽略了"方病相应"的思维方式。在临床上诊断明确且相对单一的疾病,黄师提倡对病选方,如黄师的心神不宁女人案、笔者的急性肠胃炎速愈案,两案患者的体貌特征都不属于典型的大柴胡汤体质,但都从条文描述的病症切入抓方证:心神不宁女人案,对应《伤寒论》103条"呕不止,心下急,郁郁微烦者,为未解也,与大柴胡汤,下之则愈"的焦虑状态。急性胃肠炎速愈案,对应《伤寒论》165条"伤寒发热,汗出不解,心中痞硬,呕吐而下利者"的胃肠道病症。

黄师对临床中出现烦躁、心下痞、有出血倾向、脉滑数的患者,加用小剂量的黄连。为什么要加黄连? 在《张仲景50味药证》中有明示,黄连、黄芩的配伍主治烦热而心下痞。对于这种实热性体质出现的胃部胀满疼痛、嗳气反酸等表现,黄师形象地描述为"热痞"。案一患者描述的燃烧的胸口、案二腹诊触及心下温度偏高都为"热痞"表现。另外,黄连、黄芩、大黄,即为"泻心汤"。

大柴胡汤在临证中一个重要的、不可或缺的抓手就是腹诊依据。黄师对腹诊检查中出现腹部充实、心下按压抵抗疼痛、胁下紧张抵抗、上腹部叩之鼓音的患者,首先要考虑使用大柴胡汤。黄师强调,大柴胡汤在急重症的使用中更应重视腹诊,不必拘泥于形体的胖瘦。

68.跟师抄方——机化性肺炎案

夏某,女,53岁。身高158cm,体重66.5kg。2020年12月8日初诊。

病史:机化性肺炎3年。2018年诊断为机化性肺炎,病因不明,住院行手术治疗后病情稳定,平素易乏力,无咳嗽气促。今年体检:CT提示肺结节,腹股沟淋巴结肿大,乳腺增生。现睡眠质量欠佳,入睡慢,噩梦多,易早醒,容易胡思乱想,心浮气躁,心慌胸闷,口干舌燥,饮食二便正常。

家族史:父亲食管癌,母亲肝硬化。

体征:体型中等,脸长色黄;单眼皮,狭长眼,眨眼频繁,轻度眼袋;双手掌色偏黄;舌暗胖,苔薄腻,脉弦;腹力中等,脐跳,脐下腹部偏软。

处方:柴胡桂枝干姜汤加百合。柴胡15g,黄芩15g,桂枝15g,干姜5g,天花粉20g,煅牡蛎20g,百合干50g。15剂,服用3天停2天。

2021年1月5日二诊:服药后睡眠改善明显,入睡快,早醒少,心慌好转,有怕风怕冷。

处方:原方加浮小麦30g。15剂,服用3天停2天。

2021年5月陪女儿复诊反馈,睡眠稳定,情绪平和,诸症好转。

既往对生活无望的情绪不复存在。（二维码62）

【黄师按语】

柴胡桂枝干姜汤适用于柴胡体质的焦虑患者，以中年女性为多见。她们平素身体尚可，无器质性疾病，但因工作、生活压力而每日疲于劳作，加之饮食睡眠无规律等因素，常常导致身心疲倦，从而出现焦虑不安、汗多、口干、心悸等临床表现。本案患者的丈夫身体不好，女儿精神分裂症，且父母亲均有慢性病，加上她旧病未愈又查出新问题，使家中唯一劳动力的她倍感压力，时常担心自己身体出问题而焦虑不已，这是典型的柴胡桂枝干姜汤证。

69.临证实践——退休会计师焦虑案

徐某，女，63岁。身高160cm，体重50kg。2021年4月3日初诊。

病史：怕冷失眠1年余。职业会计退休，闲赋居家1年多，疲劳乏力，入睡困难，噩梦多，易早醒，夜间烘热盗汗，口干口苦，食欲差，易胡思乱想，耳鸣脑鸣，甚至有幻听现象。怕风、怕冷明显，四月天身着2件毛衣，紧张则汗出湿衣，脱衣则受凉鼻塞、感冒。发病来言语渐少，不愿出门，浙江省邵逸夫医院诊断为抑郁症，焦虑状态，服用百适可等多种药物无明显改善而求诊。

体征：体型偏瘦，表情严肃，愁容，川字眉，眨眼频繁，厚衣；舌淡红胖，苔薄黄腻，脉滑；腹软脐跳，腹部潮湿。（二维码63）

处方: 柴胡桂枝干姜汤合甘麦大枣汤、温胆汤合百合知母汤各7剂, 交替服用。

柴胡桂枝干姜汤合甘麦大枣汤: 柴胡15g, 黄芩15g, 桂枝10g, 肉桂5g, 干姜5g, 甘草10g, 天花粉20g, 煅牡蛎20g, 红枣20g, 浮小麦30g。

温胆汤合百合知母汤: 竹茹10g, 枳壳15g, 陈皮15g, 生姜10g, 茯苓30g, 姜半夏15g, 红枣20g, 百合50g, 知母20g。

2021年4月17日二诊: 服药后食欲开, 面色渐好, 耳鸣幻听减少, 家人补充其服药后精神状态改善明显。患者就诊时言语渐多, 面带笑容。

处方: 原两方各7剂, 交替服用。

2021年5月8日三诊: 症状平稳, 面色红润, 睡眠好, 噩梦频次减少, 食欲好, 口气减轻, 出汗、怕风怕冷现象减轻, 患者衣着正常, 已经正常外出社交。

处方: 原两方各7剂, 交替服用。

患者持续服用两方至8月初, 症状持续改善, 改为两方交替服用1天, 停服中药2天的服用方法。

【临证体会】

本案的退休会计师不苟言笑、神情严肃, 体质类型属于柴胡人。因工作压力骤然消失而无法适应, 出现了症状多样的焦虑和抑郁的情绪异常。

柴胡桂枝干姜汤证的特点, 是偏虚弱的柴胡人出现了桂枝甘草汤气逆上冲的汗、烦、悸的临床表现。黄师在临证使用此方的几个重要抓手,分别是柴胡人出现焦虑症状、易出汗、有脐跳。

柴胡桂枝干姜汤方证中,不能忽略的是隐藏在患者身后的情绪因素。黄师医案中的患者能坦言其焦虑背后的原因,就在于黄师轻问一句"家中是否有烦心事?"这个问题犹如一把"四两拨千斤"的"方证相应"的钥匙,打开了患者心扉,足见黄师临证望诊之功力。这不仅需要医生有丰富的专业知识,还需要有足够的人生阅历,才能练就一双能洞悉人性的慧眼。黄师临证带教时曾反复叮嘱,一个经方医师要有现代全科医学"生理-心理-社会"的医学思维,药物只是治疗手段之一,还需运用心理学技巧给予针对性的疏导抚慰,方能取得满意疗效。

柴胡桂枝干姜汤临床多用合方。女性月经量少、面色萎黄,多合用当归芍药散;自汗盗汗、心悸不安者,多合用甘麦大枣汤;症状繁杂怪异的百合病,多合用百合知母汤、百合地黄汤等。

70.跟师抄方——盆腔积液案

汪某,女,41岁。身高158cm,体重55kg。2019年2月26日初诊。

病史:腹部疼痛半月余。患者于半个月前无明显诱因下出现腹部坠胀疼痛,以左侧下腹部为多,发作频繁。2月11日超声检查提示盆腔少量积液。咽干不适,说话多则胸骨后不适、有疼痛感;伴有午后困倦,影响工作。

体征:体型中等,眨眼频繁,舌质暗红,苔白厚腻满布,脉滑。

处方:八味除烦汤。姜半夏15g,厚朴15g,茯苓20g,苏梗15g,

枳壳15g, 黄芩10g, 栀子15g, 连翘30g, 六一散20g(包煎)。

15剂, 症状减轻, 隔天服用。

2019年8月27日二诊: 服药后左侧下腹部隐痛依然, 有反酸, 咽喉部不适, 睡眠正常, 二便正常, 月经提前, 舌苔厚。

处方: 半夏厚朴汤合栀子柏皮汤。茯苓20g, 姜半夏15g, 厚朴15g, 苏梗15g, 栀子15g, 黄柏15g, 生甘草5g。

15剂, 服用3天停2天。

2019年9月3日三诊: 仍诉左下腹部隐痛, 舌暗红, 苔厚, 头面部红油, 头发浓密。

处方: 荆芥连翘汤。荆芥15g, 防风15g, 柴胡15g, 连翘30g, 枳壳10g, 桔梗10g, 薄荷5g, 白芷10g, 生甘草15g, 黄连5g, 黄芩15g, 黄柏10g, 栀子15g, 生地黄15g, 当归10g, 川芎10g, 白芍10g。10剂。症减隔天服。

2019年10月14日四诊: 服药后左少腹部隐痛坠胀感减轻, 大便通畅。10月9日复查超声提示子宫内中强回声占位、子宫直肠窝积液。

处方: 原方10剂。

2020年6月30日五诊: 腹痛消失, 盆腔炎复查好转, 月经周期正常。现诉右侧肩胛骨酸痛, 抬举不困难, 诊断为筋膜炎。咽干, 舌红, 苔黄腻, 脉滑。

二维码64 扫码看"方人"特征及黄煌教授病历手迹

处方: 原方15剂, 隔天服。(二维码64)

【黄师按语】

荆芥连翘汤的版本较多, 本方采用的是近代日本汉方流派一贯堂医学的经验方,也是我国明代龚廷贤《万病回春》荆芥连翘汤的加减方,增加了清热解毒功效的黄连解毒汤。我用这张方,要关注患者的体质特征。在《新版汉方后世要方解说》中的原文描述为"青年期腺病体质",多见于一种以淋巴腺经常肿大、黏膜充血为特征的热性体质,青年人常见,育龄期女性尤多。我对此类体质人群出现头面部的感染、妇科盆腔炎、湿疹皮炎等疾病时,多用荆芥连翘汤。本案初诊关注点为其半夏体质特征(表情、咽舌部症状),后调整以妇科炎症及下腹部疼痛的"方病相应"思维,结合其头面部红油、头发浓密的热性体质而换用荆芥连翘汤取效。

71.临证实践1——HPV高危阳性案

洪某,女,44岁。身高157cm,体重54.2kg。2020年10月15日初诊。

病史:检查发现HPV(人乳头瘤病毒)16阳性。2017年11月因CIN(宫颈鳞状上皮内瘤样病变)2级行宫颈锥切术。病检提示黏膜慢性炎伴上皮增生、磷化。2020年9月复查HPV16阳性,白带常规提示清洁度Ⅲ,诊断为宫颈炎性疾病,乳头多瘤空泡病毒感染,使用抗感染治疗后求诊。现小腹部隐痛,骑自行车时加剧,白带偏黄,有异味,外阴瘙痒,颈椎不适,末次月经:9月25日。月经提前,经前乳房胀痛,痛经,月经量偏少,有血块。既往有慢性鼻窦炎,生理盐水冲洗鼻腔有黄脓样分泌物及血丝。

既往史:双乳小叶增生,右侧腋下副乳,肺结节。

体征: 体型中等, 头面部油亮, 眼睑红, 舌红, 苔薄, 中裂纹, 脉滑, 腹力中等, 脐温高37.5℃。

处方: 荆芥连翘汤。荆芥15g, 连翘20g, 防风15g, 柴胡15g, 白芍15g, 枳壳15g, 生甘草10g, 当归10g, 川芎15g, 黄芩10g, 黄连5g, 黄柏15g, 栀子10g, 白芷10g, 桔梗10g, 薄荷5g。10剂, 1剂分2天服用。

2020年12月25日二诊: 末次月经12月25日, 月经量正常, 经前乳房胀痛无, 下腹疼痛时有, 白带偏黄, 洗鼻器冲洗无血丝。

处方: 原方14剂, 1剂分2天服用。

二维码65　扫码看"方人"特征

持续服用荆芥连翘汤后, 于2021年3月31日复查HPV16/18高危型: 0.15, 阴性。病理报告提示"宫颈"未见上皮内病变细胞或恶性细胞。现月经周期正常, 小腹部无疼痛, 鼻窦冲洗频次减少, 冲洗物无血丝, 脉沉滑, 脐温37.2℃。原方14剂, 1剂分2天服用。

(二维码65)

72.临证实践2——妊娠困难的卵巢功能早衰案

易某, 女, 30岁。身高165cm, 体重82.5kg。2019年10月19日初诊。

病史: 妊娠困难1年余。患者计划二胎过程中, 两次出现妊娠意外: 2018年10月生化妊娠、2019年4月胎停流产。妇幼保健院超声检查提示左侧卵巢回声偏实、右侧卵巢卵泡计数2个, 诊断为卵巢功能减退? 要求体质调理。月经提早, 经期3~4天, 量少, 经色黏稠深红，经前头痛。平素外阴瘙痒肿胀，慢性阴道炎频繁发作，白带颜色偏暗，黏稠异味。睡眠差，噩梦多，自觉记忆力差，注意力不集中。前医言其体虚，服用补中益气汤后体重上升而停药。

体征：体壮实，小麦肤色，双眼皮大眼睛，眉发乌黑油亮，面红油，下巴痤疮，舌红，苔薄，脉滑数，腹力中等。

处方：荆芥连翘汤。柴胡15g，枳壳15g，生白芍15g，炙甘草10g，荆芥15g，防风15g，白芷10g，薄荷5g，桔梗10g，熟地黄15g，当归10g，川芎10g，黄连5g，黄芩10g，黄柏10g，栀子15g，连翘30g。14剂。

2019年11月2日二诊：昨日月经至，量偏少，经前头痛无，服药后食欲、心情好，阴道炎症状改善明显。

处方：原方14剂。

2019年11月30日三诊：今日月经至，腰髋胀痛，月经黏稠难出，头痛烦躁，大便黏秘，面部红热明显，舌下静脉瘀紫。

处方：桃核承气汤。桂枝15g，桃仁15g，熟大黄10g，芒硝10g（冲服），生甘草5g。7剂。

2019年12月14日四诊：服药后月经通畅，面部红色减轻，腰髋部胀痛消失，大便通畅3~5次。

处方：荆芥连翘汤。14剂，1剂分2天服用。

患者持续服用荆芥连翘汤后，复查超声提示左侧卵巢功能恢复，双侧卵巢均可见发育良好的卵泡。2020年1月底怀孕，2020年10月下旬成功分娩一健康男婴。（二维码66）

二维码66　扫码看"方人"特征

【临证体会】

荆芥连翘汤是笔者临床常用的一张经方,临床应用以体质特征为抓手,此方的适用人群以中青年女性居多,其人形体中等,肌肉偏紧,皮肤偏暗以小麦肤色常见,头面部偏红,额头及整个面部,甚至头发、颈背部皮肤油亮。患者常自述是油性体质:头发一日不洗则油腻异常,胸背部油脂分泌旺盛,面部痤疮脓头多发,头皮毛囊反复感染等。2则验案都有月经提前、经色暗黏稠、白带异常、妇科炎症等表现,她们都属于黄师"药人"学说中的柴胡、黄连、当归复合体质,是女性的热性体质,被黄师形象地比喻为"火玫瑰"。

荆芥连翘汤的病证多表现在头面部及组织器官的腺体中,如HPV高危阳性案中的慢性鼻窦炎、乳腺小叶增生、副乳;卵巢早衰案中的卵巢病变等。根据黄师的临床经验,荆芥连翘汤对热性体质导致的免疫性不孕有奇效,笔者按图索骥,在卵巢早衰案中验之有效!

荆芥连翘汤苦寒,长期服用易导致肝功能损伤。笔者曾用此方治一青年痤疮,疗效好,但肝功能却出现异常。故临床再用此方,我严格遵循黄师之用药习惯,大多以半量服用,且对长期服药者皆定期复查肝肾功能。

73.跟师抄方——ANCA相关性血管炎案

林某,女,10岁。身高134cm,体重30kg。2020年4月6日初诊。

病史:面部及四肢皮疹6年。患儿4岁起面部皮肤发红疹,诊断为ANCA(抗中性粒细胞胞浆抗体)相关性血管炎、间质性肺炎,目前每天服用强的松2片、塞可平4片、碳酸钙、维生素D$_1$等药物。皮疹反复发作，春秋明显，夏季缓解，现两侧面颊充血潮红如胭脂，局部暗紫有硬块，可见少量水疱；大便干结，多梦，睡前燥热，易醒，口腔溃疡频发，平素植物蛋白过敏，容易感冒，外阴有白色分泌物。因长期服用激素导致满月面容，女孩有了自卑心理，情绪容易烦躁。

体征：面部表情少，满月脸，舌淡胖，斜飞脉，臀部皮肤有溃烂后疤痕。

处方：柴苓汤。柴胡15g、黄芩10g、姜半夏10g、党参10g、生甘草5g、桂枝15g、茯苓15g、猪苓15g、生白术15g、泽泻15g、干姜5g。20剂，服5天停2天。

2020年5月25日二诊：脸颊红疹减少，情绪好转，烦躁减少，口眼鼻痒。

处方：原方30剂，服5天停2天。

2020年6月22日三诊：脸颊部红肿减轻，强的松减量为1/2片，近日出现阴道分泌物偏多，髋关节疼痛。髋关节MRI提示：右侧骶骨翼、左侧髂骨骨髓水肿，双髋关节腔少量积液。

处方：原方25剂，服5天停2天。

2020年7月21日四诊：脸部浮肿减小，面部血管扩张明显减少，两髋关节疼痛缓解，食欲好，强的松每日1/4片，腹部变小，外阴分泌物减少。目前鼻腔有异味感，皮肤蚊虫叮咬容易起大包。

处方：原方30剂，服5天停2天。

2020年10月12日五诊：面部变小，食用牛肉及肌注流感疫苗后面部、臀部有红疹,强的松隔日半片,食欲好,大便成形。

处方:原方加荆芥15g,防风15g。30剂,服5天停2天。

2020年11月30日六诊:脸部、臀部皮疹减轻。

处方:荆防柴苓汤。30剂,服5天停2天。

2021年6月11日七诊:满月脸消除,肚子也缩小,皮疹减少。夜间咳嗽明显月余,晨起有痰,尿黄热,口干,外阴有黄分泌物伴瘙痒。舌胖,舌尖红,舌苔白腻。腹诊可及胃内振水音。

处方:猪苓汤。猪苓30g,茯苓30g,泽泻30g,六一散30g(包煎),阿胶10g(烊冲),桔梗10g。7剂。

2021年6月28日八诊:咳嗽已止,尚有阴痒。腹部有振水音,唇红。

处方:小柴胡汤合猪苓汤。柴胡15g,黄芩10g,姜半夏10g,党参10g,红枣20g,猪苓30g,茯苓30g,泽泻30g,六一散30g(包煎),阿胶10g(烊冲),桔梗10g。15剂。(二维码67)

二维码67 扫码看"方人"特征及黄煌教授病历手迹

【黄师按语】

ANCA相关性血管炎是一组自身免疫介导的炎性疾病,其发病与遗传、细菌感染、环境、药物等因素相关。根据我的临床经验及国内外相关文献报道,柴苓汤对此病有效。此方具有抗炎、利尿、免疫调节等作用,在自身免疫系统性疾病中大有用武之地。自身免疫系统性疾病的病理特性为虚实兼夹,临床症状复杂,以发热、怕冷、口渴、腹泻、小便不利或浮肿等为表现。西医学的治疗,以糖皮质激素和免疫抑制剂为主。

根据我的临床观察,自身免疫性系统疾病多见于柴胡体质。本案中反复发作的血管炎病证,属于柴胡证的"往来"状态。患儿长期使用激素后出现的副作用,如身体浮肿、满月脸、口渴喜饮、小便不利等类似于五苓散证的表现。因此,柴苓汤的应用机会较多。本案的蚊虫叮咬后易起包、臀部皮肤疤痕不易愈合等都是柴苓汤的方证。我在临床中发现,在柴苓汤中加入荆芥、防风2味传统的祛风止痒药物,可增强、调整免疫功能的疗效。

自身免疫性系统疾病的病程长,治疗周期长。用方获效后,通常要持续服药数年,我多采用小剂量、间断服药的方法以维持疗效。对此类病患,处方不能频繁加减,宜守方观察,或基础方不变,有必要时,才根据患者临床表现给予调整用药。本案患者的处方基本以柴苓汤为主,对后期出现影响睡眠的咳嗽、呕吐、尿路刺激征、小便黄等表现,属于《伤寒论》319条文"咳而呕渴,心烦不得眠者"的猪苓汤证,采用小柴胡汤合猪苓汤,我称之为"柴猪汤"。

74.临证实践——浮肿的皮肌炎案

钱某,女,52岁。身高160cm,体重53.2kg。2020年4月2日初诊。

病史:面目、下肢浮肿多年。皮肌炎10年,服用甲强龙维持剂量,每日一片半,相关指标稳定。但服用激素后,患者体重增加,面部、双下肢水肿,时有潮热低烧,自汗出;伴有关节疼痛,晨僵,食欲不振,心悸心慌,头晕不适,睡眠质量差,皮肤容易过敏。

体征:面色黄暗,满月脸,浮肿貌,大眼袋,眼睑淡红,唇暗,项背部脂肪垫隆起，双下肢轻度凹陷性水肿，静脉曲张；舌红，苔薄，脉滑；腹壁脂肪厚，腹软。

处方：荆防柴苓汤。柴胡15g，黄芩10g，姜半夏10g，党参10g，干姜5g，炙甘草5g，红枣15g，茯苓20g，猪苓20g，桂枝15g，泽泻30g，生白术20g，荆芥15g，防风15g。7剂。

2020年4月9日二诊：身体浮肿、沉重感减轻。原方14剂，服2天停1天。

2020年11月6日三诊：持续服用此方后，满月脸明显变小，下肢浮肿消失，身体轻松，潮热低烧、汗出心悸、关节疼痛、晨僵等均消失。患者对疗效满意，原方14剂，服2天停1天。

2021年3月12日四诊：自述满月脸、身材小了一圈，体重下降3kg，血糖7.9mmol/L，风湿免疫科复查血液指标均好转，大便一天1~2次、溏稀，自汗，舌红，苔薄。原方14剂，服2天停1天。（二维码68）

二维码68　扫码看"方人"特征

【临证体会】

柴苓汤是小柴胡汤与五苓散的合方，黄师擅长将此方应用于自身免疫性疾病的治疗。此类疾病大多病情缠绵，症状反复发作，属于小柴胡汤的"往来寒热综合征"：反复低热、怕风怕冷、肌肉关节疼痛、皮疹瘙痒等。以上两案都为自身免疫系统疾病使用糖皮质激素后出现的代谢紊乱表现：皮肤黄肿、缺乏光泽、浮肿、体腔内的积液、口渴、饮水则吐、小便不利色黄、便溏腹泻、胖大齿痕舌等，这些症状与《伤寒论》对五苓散描述的"蓄水"病符合。

　　黄师在临证中使用柴苓汤，多从"方病相应"的角度切入，在柴苓汤适用的病症中，以药证、方人体质等信息做甄别。"方-病-人"高度契合，柴苓汤屡获奇效。

75.跟师抄方——浮肿瘙痒的湿疹案

　　赵某，男，69岁。身高177cm，体重70kg。2021年1月25日初诊。

　　病史：湿疹反复发作半年。半年前因儿子生病引发焦虑，头面部浮肿，胸背部皮肤出现暗红成片皮损，干燥脱屑，边界有聚集样水疱，有渗液，瘙痒剧烈时影响睡眠。自述看到别人身着皮草就浑身不舒服。怕热汗少，口干喜饮，大便偏干。

　　家族史：父亲银屑病，女儿慢性湿疹，孙子香蕉过敏。

　　情绪量表评分：A8D8。

　　体征：体型中等，单眼皮，愁苦貌，头发稀疏，局部头皮红肿；舌质暗红，舌下弥漫性瘀紫；腹壁脂肪厚，腹软。

　　处方：荆防柴苓汤合半夏厚朴汤。荆芥30g，防风20g，柴胡25g，黄芩15g，姜半夏10g，党参10g，生甘草10g，桂枝15g，白术20g，猪苓20g，泽泻20g，茯苓20g，厚朴20g，苏叶10g，干姜5g，红枣20g。15剂。

　　2021年2月8日二诊：服药后浮肿去，皮疹瘙痒减轻，逐渐消退，口渴，舌边红，舌中苔厚。

　　原方20剂，服5天停2天。（二维码69）

二维码69　扫码看皮疹对比及黄煌教授病历手迹

【黄师按语】

慢性皮肤病的临床表现杂乱,我常从患者的体质状态来寻找方证。患者体型中等、单眼皮、抑郁痛苦貌、舌暗红,再结合反复发作的皮肤病表现,判定其为柴胡体质。口渴、皮疹有渗液、浮肿貌均提示为五苓散证。小柴胡汤为天然的免疫调节剂,与五苓散配伍,适用于柴胡体质的自身免疫疾病。加用荆芥、防风后,抗过敏止痒效果更明显。本案患者同时伴有焦虑状态,故合用半夏厚朴汤。

76.临证实践1——跳舞女孩的慢性湿疹案

朱某,女,10岁。身高130cm,体重23kg。2021年1月2日初诊。

病史:患者自幼童起,全身慢性湿疹反复发作至今,以四肢关节部位多见,暗红色皮疹对称性分布,结痂抓痕,色素沉着,表面粗糙增厚,省内外多家医院治疗经久不愈。现述瘙痒剧烈,有黄色分泌物渗出,甚至粘住衣裤。食欲一般,挑食,大便偏干。小女孩酷爱舞蹈,因为皮肤病,表演时不能穿露背装和裙子,甚为苦恼。

家族史:爷爷有慢性皮肤病史。

体征:体瘦肤黄,丹凤眼,鹅蛋脸,表情严肃,舌淡苔薄,脉细。

处方:荆防柴苓汤。荆芥15g,防风15g,柴胡15g,黄芩8g,姜半夏10g,党参15g,红枣20g,干姜5g,炙甘草10g,猪苓15g,茯苓15g,生白术15g,桂枝15g,泽泻20g。14剂。

2021年1月16日二诊:服药后瘙痒减轻、皮肤增厚、干燥、粗糙改善。守方再服14剂。

2021年2月20日三诊:皮损无新发,患处皮肤光滑,有色素沉着。原方14剂，1剂分2天服用。

持续服用本方半年后，湿疹痊愈的小女孩穿着裙子在妈妈陪同下来致谢。（二维码70）

二维码70　扫码看皮疹对比

77.临证实践2——反复误治的慢性湿疹案

潘某，男，12岁。身高162cm，体重48kg。2020年7月17日初诊。

病史：全身皮疹反复发作5年，加剧2个月。皮疹以背臀部、四肢关节处为多，皮损以粟粒样丘疱疹为主，或有少量渗出，皮肤干燥粗糙，间有色素沉着，发作时瘙痒剧烈，抓挠后的皮肤血痂密布，痛苦不堪。多家医院皮肤科诊断为慢性湿疹，口服及外用药乏效，伴有眼睛干痒。既往有鼻炎，易过敏，易感冒，大便干。

体征：体型中等，脸长，表情不丰富，单眼皮，眼裂狭长，皮肤干燥，眼睑轻度浮肿；舌尖红芒刺，舌苔薄，脉滑，腹肌紧张。

处方：越婢加术汤合麻杏石甘汤加荆芥、防风。麻黄10g（先煎），杏仁20g，石膏20g，炙甘草10g，荆芥15g，防风15g，生白术15g，红枣20g，生姜10g。10剂。

2020年7月30日二诊：皮疹无明显改善，瘙痒剧烈，大便隔日1解。

处方：麻杏石甘汤合升降散加荆芥、防风。麻黄10g（先煎），杏仁20g，石膏20g，炙甘草10g，荆芥15g，防风15g，蝉蜕5g，僵蚕5g，制大黄10g，片姜黄5g。10剂，服用5天停服2天。

2020年8月13日三诊：皮肤瘙痒略好转，母亲反馈大便干粗，每次上厕所则堵马桶。

处方：防风通圣散。防风15g，制大黄10g，芒硝10g（后下），麻黄12g，荆芥15g，石膏20g，连翘30g，薄荷5g，炒苍术30g，桔梗10g，生姜10g，川芎15g，炙甘草5g，当归15g，栀子15g，黄芩15g，滑石15g。10剂，服用5天停服2天。

2021年2月5日四诊：患者断断续续服药后，皮疹减轻不明显。近日因为学习压力大，皮疹再次爆发，以四肢关节处明显，局部大丘疹融合成片；瘙痒剧烈，抓挠后出现渗液淋漓，血痂粘衣，背部皮疹呈片状，分布如地图状，暗红瘙痒，抓痕清晰；眼睑浮肿，汗多喜饮水，大便正常。舌尖红，苔薄。自配上方服用后无效，再次求诊。

处方：荆芥20g，防风15g，柴胡15g，黄芩10g，姜半夏10g，党参15g，红枣20g，干姜5g，炙甘草10g，猪苓15g，茯苓15g，生白术15g，桂枝15g，泽泻20g。14剂。

2021年2月25日五诊：服药后皮疹迅速减退，关节处皮损变薄，瘙痒减轻，新发减少。原方14剂。

2021年3月10日六诊：身体部位皮疹持续好转，无新发，皮损变薄。因体育课暴晒后，头面部皮疹有新发。

二维码71　扫码看皮疹对比

原方14剂。（二维码71）

【临证体会】

湿疹的病因及发病机制目前尚不明确，大多认为是机体免疫功能异常、皮肤屏障功能障碍等多种内外因素综合作用的结果。慢性湿疹的治疗颇为棘手，如上述3个皮肤病医案均多方求医乏效。

对于缠绵难愈，疗效欠佳的慢性病，黄师常指导我们要调整方证的切入点，宜从"方人"的角度去寻找抓手。笔者2例患儿的体貌特征均属于柴胡体质，且他们的皮疹反复发作、病程长，符合小柴胡汤的"往来寒热综合征"，故用小柴胡汤加荆芥防风的祛风止痒组合，且患儿有浮肿貌、汗多喜饮、皮疹渗液等五苓散证。笔者学用黄师的"方—病—人"的诊疗思维用荆防柴苓汤，疗效不仅让患者折服，也同样让笔者感到惊奇！

笔者在临床中常用荆防柴苓汤治疗慢性皮肤病获得满意疗效，初步归纳有效案例的共同点有：

（1）皮疹以四肢关节部位为多，表现形式多样。有干燥脱屑，有增厚粗糙，有色素沉着等，但大多伴有水疱渗液。

（2）病程漫长，中医常规的疏风止痒、清热解毒、凉血消风等治疗乏效。

（3）疾病诊断以慢性湿疹为多，且患者家族中多有慢性皮肤病及自身免疫性疾病。在黄师的《黄煌经方使用手册》（第4版）中有文献报道，柴苓汤擅长治疗自身免疫相关性皮肤病，如寻常型牛皮癣、寻常型天疱疮、嗜酸细胞性脓疱性毛囊炎、睑状囊性痤疮、穿凿脓肿性头部毛囊炎，以及毛囊周围炎、皮肤疤痕增生。

（4）荆防柴苓汤起效时间一般为2~3周，无效时应及时调整治疗思路。慢性皮肤病的治疗时间较长，且易复发，在服药起效后应采用减量服用方法控制复发。如1天服用1次的半剂服法，或服1天停1天的隔天服法等。

78.跟师抄方——手干足冷、麻木疼痛的绝经后案

杜某，女，51岁。身高160cm，体重64kg。2020年7月13日初诊。

病史：右下肢坐骨神经痛3个月，麻木疼痛，行动受限，穿脱裤子也受影响，针灸推拿治疗后无明显缓解。自觉上身燥热、下肢冰凉、"穿棉鞋都不感觉到热"，情绪波动大，易生气，近日受家中琐事影响，睡眠差，入睡难，早醒，易腹泻。4年前情绪不佳后停经至今。

既往史：过敏性皮炎。

家族史：父亲有高血压、高血糖病，母亲有冠心病。

情绪量表评分：A11D8。

体征：体型中等偏瘦，脸色萎黄略浮肿，手部干冷，皮肤开裂毛糙，指甲薄有白斑，舌红，腹软。

处方：柴归汤。柴胡15g，黄芩15g，姜半夏15g，党参15g，干姜5g，红枣25g，甘草10g，当归10g，川芎15g，茯苓20g，生白芍15g，生白术15g，泽泻15g。15剂，服用3天停2天。

2020年9月7日二诊：服药后右下肢麻木疼痛缓解，自觉下肢逐渐有了温热感觉，大便较前成形，现述周身小关节肌肉酸胀疼痛。

处方：原方加桂枝15g。20剂，服用5天停服2天。

2020年10月12日三诊：服药后关节肌肉疼痛缓解明显，双足踝麻木改善，有知觉了（以往左下肢无知觉，针灸针扎在木头上一般）。近日面部日光性皮炎复发，局部皮肤略红瘙痒，自觉头部有放电感，全身肌肉跳动感，眼睛分泌物多、干涩发痒。

处方：原方加荆芥20g，防风15g。30剂，服用5天停服2天。

2021年3月8日四诊：持续服药后效果明显，下肢麻木疼痛几无。

79.跟师抄方——不明原因的全身麻木案

赵某，女，60岁。身高156cm，体重50kg。2020年4月14日初诊。

病史：全身多处麻木不适半年余。面部、手足部皮肤麻木、针刺样疼痛反复发作，伴有一过性的黑蒙现象，脑鸣，睡眠差，噩梦多；大便黏溏，排便无力、解不尽。医院检查，排除神经病变及其他器质类疾病，多方求治中、西医乏效。

既往史：肠易激综合征，高血压，脑血管畸形，脑梗死。

家族史：父亲老年痴呆症，母亲脑梗死。

体征：中等偏瘦，脸色偏黄，唇红，手掌皮肤干燥发硬，絮絮叨叨的神经质倾向；舌尖红，苔白腻，脉滑，腹软。

处方：荆防柴归汤。荆芥15g，防风15g，柴胡15g，黄芩10g，姜半夏10g，党参10g，红枣30g，炙甘草10g，干姜5g，当归10g，川芎15g，生白芍20g，茯苓15g，泽泻15g，生白术15g。20剂，1剂服用2天。

2020年5月19日二诊：全身多处的麻木感好转明显，黑蒙、脑鸣及失眠均有减轻。

原方守服20剂，1剂服用2天。（二维码72）

二维码72　扫码看黄煌教授病历手迹

【黄师按语】

柴归汤是小柴胡汤与当归芍药散合方的略称。根据我的临床观察，本方对自身免疫性疾病有效，如自身免疫肝病、桥本病、免疫性不孕、类风湿关节炎、系统性红斑狼疮等。其人多为中年女性，面色偏黄暗，常有浮肿貌，以柴胡、当归夹杂体质为多见。此方针对中老年女性的手足部麻木疼痛有特效。此类患者主诉繁多，对主观不适症状的描述细致，但以乏力疲劳和冷感的表述尤为明显。医案中患者的头部有放电感、全身肌肉多处跳动感、全身麻木针刺样疼痛，为风邪在半表半里的状态，我常加用荆芥、防风，增强发汗散邪、祛风止痛的功效，我将其命名为"荆防柴归汤"。医案中的一过性黑蒙相当于中医的"眩冒"，当归芍药散中泽泻与白术的配伍，即为治疗痰饮病"其人苦冒眩"的泽泻汤；另外，当归与川芎的配伍能入脑。

80.临证实践——日光性皮炎案

周某，女，45岁。身高135cm，体重50kg。2021年5月1日初诊。

病史：面部皮疹2个月。既往易皮肤过敏，近2个月来面部皮肤出现小点状红色丘疹，局部潮红，自觉皮温偏高伴瘙痒，且随环境温度升高加剧。皮肤科医院诊断为日光性皮炎，口服抗过敏药物，局部外敷等治疗后，无明显改善而求诊。月经延期半月余，末次月经3月12日，近2年来月经周期不规则，延迟或提早1周左右，月经量少；睡眠、食欲及二便正常。

体征：体型中等，唇色暗淡，舌体胖大，边有齿痕，苔薄，手掌干略黄，脉弦细，腹软。

处方：荆防柴归汤。荆芥15g，防风15g，柴胡15g，黄芩15g，姜半夏15g，党参15g，干姜5g，红枣25g，甘草10g，当归15g，川芎15g，茯苓20g, 生白芍15g, 生白术15g, 泽泻20g。7剂。

2021年5月8日二诊: 面部皮疹瘙痒减轻, 局部潮红皮损变淡。

处方: 原方14剂。

2021年5月22日三诊: 5月15日月经至, 经量偏少; 面部皮疹稳定, 瘙痒几无。

处方: 原方10剂, 服用5天停2天。

二维码73 扫码看皮疹及舌象

2021年8月带着朋友就诊, 反馈面部皮疹5月服药后痊愈, 未再复发, 月经正常。(二维码73)

【临证体会】

柴归汤是黄师的一张常用方。小柴胡汤是经典的和解方, 具有免疫调节样的作用, 适用于迁延缠绵、反复发作的慢性疾病。当归芍药散具有养血调经、利水止痛功效, 适合女性血虚体质的调理。

柴归汤适应人群多为围绝经期女性, 其人面色萎黄, 浮肿貌, 容易怕风怕冷, 易疲倦, 手掌发黄发干, 且多伴有月经量少、周期不规则等现象。若伴有肌肤瘙痒、麻木疼痛等症状, 黄师常加用荆芥、防风取奇效。笔者在侍诊期间, 类似医案屡见不鲜。

荆芥、防风具有祛风止痛作用, 历代医典古籍中多有翔实描述。荆芥又名假苏, 还具有发汗解表作用。《本草经疏》云: "假苏, 入血分之风药也, 故能发汗……痹者, 风寒湿三邪之所致也, 祛风燥湿散寒, 则湿痹除矣。" 防风在《神农本草经》的功效描述为: "味甘, 温, 主治大风头眩痛……风行周身, 骨节疼痛, 烦满。" 荆芥与防风配伍, 起到达腠理、发汗散邪之功, 增强祛风止痛的功效, 二者相辅相成。在《本草求真》中有云: "用防风必兼荆芥者, 以其能入肌肤宣散故耳。"

柴胡具有解表退热、疏肝解郁之功效，与荆芥、防风的配伍使用，主要治疗伴有表证的头身疼痛。如《圣济总录》解毒汤，方中柴胡配伍荆芥治疗伤寒发热、头疼脚痛。《景岳全书》正柴胡饮，方中柴胡配伍防风治疗外感风寒、发热恶寒、头疼身痛等。黄师把柴胡、荆芥、防风三药的配伍媲美为"祛风三姐妹"。

柴归汤方证的病理状态为气血水运行不畅，风、寒、湿、热、痰、瘀夹杂紊乱，与痹病的发病机理相似，且柴归汤的作用机制与痹症的"治风先治血，血行风自灭"治法也相吻合。黄师从体质入手，在皮肤肌肉麻木疼痛等病证选方用药上独辟蹊径，为痹症的治疗提供了新的思路。

六、半夏类方

81.跟师抄方——焦虑的语文老师案

朱老师，女，50岁。身高172cm，体重70kg。2020年10月19日初诊。

病史：3个月前因月经大量出血不止行子宫全切术，术后多汗心烦，睡眠差，入睡困难，容易惊醒，梦多，易紧张，经常有不良念头在脑中闪现。食欲差，口干苦，嗳气，易恶心，大便正常，痔疮。

情绪量表评分：A8D12。

体征：营养状态好，眼睛有神，表情丰富，语言表达能力强。舌质红，苔厚腻，脉滑数，腹软。

处方：半夏泻心汤。姜半夏20g，黄连5g，黄芩15g，党参15g，炙甘草10g，干姜5g，红枣20g。15剂，症减隔天服。

二维码74　扫码看黄煌教授病历手迹

2020年11月3日二诊：服药后情绪稳定，睡眠好转，夜间早醒次数减少，恶心感减少，厚腻苔变薄。

原方15剂，症减隔天服或者服3天停2天。（二维码74）

【黄师按语】

本案患者双眼皮，眼睛大而明亮，情感丰富细腻，性格多疑多虑，属于半夏体质，且其职业也为半夏体质多见。子宫切除手术的创口愈合简单，但手术导致的心理阴影的恢复实属不易。本案主要为手术后的焦虑，不仅有情志的异常表现，而且还有躯体的肠胃功能紊乱。经方对焦虑的治疗，没有固定的处方，既要根据疾病表现的差异，更要关注患者体质的不同而用药。针对半夏体质的焦虑证，临床常用的有温胆汤、八味除烦汤、半夏泻心汤等。本案以胃肠道症状突出，故选用半夏泻心汤。

82.临证实践1——有口气的失眠案

俞某，女，41岁。身高163cm，体重65kg。2020年8月28日初诊。

病史：失眠半年。入睡困难，伴双手指夜间灼热感，无晨僵，无关节肿大畸形。平素易胸闷气短，胸口常有抽紧刺痛感并放射至背部，头部沉重感，食欲好，有口气，大便偏溏、黏解不尽。多次检查排除风湿性骨关节病变、心肌缺血疾病。平时月经延迟, 月经量偏少, 末次月经8月5日。

既往史: 高尿酸血症, 高脂血症。

二维码75　扫
码看舌象

情绪量表评分: A8D3。

体征: 体型中等, 面红有油光, 眼睑红, 手指关节无异常; 舌暗红, 苔黄腻, 脉滑; 腹软, 心下可触及振水音, 脐跳。(二维码75)

处方: 半夏泻心汤。姜半夏15g, 黄连5g, 黄芩15g, 生姜10g, 红枣15g, 甘草10g, 党参10g。7剂。

2020年9月9日二诊: 入睡困难改善明显, 手指灼热感减轻, 胸背疼痛、胸闷气短、头部沉重感基本消失, 苔薄白, 无口气。

处方: 原方加芍药20g, 黄柏15g。7剂。

2020年10月初反馈, 服药后睡眠正常, 手指灼热感消失。

83. 临证实践2——原方最有效

王某, 女, 56岁。身高166cm, 体重64kg。2020年6月24日初诊。

病史: 口苦黏腻不适半年余。近半年来反复出现口干苦, 口舌黏腻感, 有口气; 伴有嗳气反酸, 多食则胃部胀满不适, 心慌时作, 大便干结, 易牙龈出血。胃镜提示慢性非萎缩性胃炎伴糜烂, 食道乳头状瘤, Hp(−)。

体征: 体型中等偏壮实, 面色红润, 眼睑红; 舌红, 苔黄腻, 脉滑数; 腹软, 心下胀满、按压不适。

处方：半夏泻心汤加制大黄。黄连5g，黄芩15g，姜半夏15g，党参10g，干姜5g，炙甘草10g，红枣20g，制大黄10g。7剂。

此方服用至7月下旬，诸症好转，口苦、黏腻、口气去，舌苔薄白，大便通畅，食欲好，无胃部不适感。停药至8月初，饮食不节后症状再次出现，患者再次求诊，恰逢我外出停诊，其他医生接诊后，在原方基础上去红枣，再加诸多芳香化湿类中药：藿香、佩兰、砂仁、木香、薏苡仁、蒲公英、代代花等。处方的中药多达17味，患者第2周复诊反馈，症状无改善，且药味怪异难入口。再次用半夏泻心汤原方，服后症状迅速改善。（二维码76）

二维码76　扫码看舌象

【临证体会】

半夏泻心汤是笔者临床中最常用的经典方之一，七味小方，疗效甚高。黄师在《黄煌经方使用手册》（第4版）中明示，半夏泻心汤适用于营养状况较好、舌苔厚腻或黄腻、口气重、大便偏溏黏的青壮年患者。他们生活大多不规律，工作压力大，应酬多，酗烟酒，常熬夜，故以胃肠道功能紊乱表现居多，且伴有睡眠障碍、情绪焦虑。半夏泻心汤适用的疾病谱，不仅有消化系统的幽门螺杆菌感染、急慢性胃炎、胃十二指肠溃疡、反流性食管炎、慢性胆囊炎、慢性肠炎、肠易激综合征、醉酒呕吐或腹泻等疾病，而且还有以消化道症状为表现特征的其他疾病，涉及皮肤、肛肠、情志病等各专科领域。如黄师的手术后焦虑的语文老师、笔者失眠手指关节灼热医案，虽然主诉不同，但都有胃肠道功能紊乱的"呕而肠鸣，心下痞"的半夏泻心汤证。

半夏泻心汤的主证是"心下痞"。对"痞"的理解，既有患者的主观感受，也有医者做腹诊检查发现的客观指征。"痞"可以是患者主诉的胃脘部堵塞胀满感、少食即胀等描述；也可以是医者腹诊按压心下部位软而不痛，或有饱满感，或有振水音。

黄师擅用半夏泻心汤原方，方中有苦寒的黄连、黄芩，药味虽苦但清爽，且有着甘草与红枣的回甘。笔者的第2则医案，他医加入了诸多杂药的半夏泻心汤，不仅无效，而且药味难入口。此案体现了经方的原方之美，也印证了黄师常说的"原方最有效"。

84.跟师抄方——持续了15年的胸闷案

陈某，女，35岁。身高160cm，体重55kg。2020年10月13日初诊。

病史：胸闷时作15年。15年来，反复出现心悸胸闷，多家医院心内科检查心脏无异常；伴疲惫乏力，注意力不集中，睡眠差，梦多；咽喉疼痛，有异物感，"好像咽喉裂开一道口子"；食欲好；大便不规则，描述80%偏软，20%偏干；易外阴瘙痒，妇科检查提示炎症感染。黄师追问15年前第一次胸闷发作的诱因是什么？患者回答为父母离异。

既往史：甲状腺结节，心律不齐，焦虑症。

家族史：母亲有慢性失眠。

情绪量表评分：A7D7。

体征：体型中等，双眼皮，大眼睛，眨眼频繁，表情丰富，皮肤白皙；舌暗红，苔薄腻，脉滑数，腹软。

处方: 温胆汤。姜半夏15g, 茯苓20g, 陈皮20g, 枳壳20g, 红枣20g, 干姜5g, 炙甘草5g, 竹茹10g。15剂, 服药3天停2天。

2020年11月29日二诊: 胸闷减少, 外阴瘙痒减轻, 咽喉异物感偶发。原方15剂, 服药3天停2天。

2021年3月31日三诊: 胸闷少, 睡眠正常, 梦多。近日因情绪不佳导致进食后胃部不适, 嗳气反酸, 大便2~3日一解。

二维码77 扫码看黄煌教授病历手迹

原方15剂, 服药3天停2天。(二维码77)

【黄师按语】

温胆汤人大多属于半夏体质。以女性为多, 她们往往情感细腻, 观察细致, 如本案患者对大便性状的描述。温胆汤人胆小易惊吓, 工作生活中的过度刺激、突发事件等都容易导致她们强烈的精神心理反应, 且多伴有躯体症状, 如本案患者父母离异导致其胸闷长达15年之久。温胆汤证的躯体症状大多以主观感受为主, 繁杂多变, 程度重, 但检查多无异常。经方医生要有全科思维, 眼中不仅要有患者的病症, 更要关注其躯体症状背后的心理、社会因素。三诊患者的胃部症状依然有情绪诱因, 故原方再服。

85.临证实践——幽闭恐惧症案

沈某, 女, 52岁。身高158cm, 体重50kg。2020年7月18日初诊。

病史: 幽闭恐惧症。多年前受惊吓刺激后, 出现独自坐电梯,一个人在车内、医院的CT检查室等密闭空间时，出现胸闷心慌、惊恐、濒死感等症状，甚至有歇斯底里的表现，精神心理科诊断为幽闭恐惧症，服药乏效。平素睡眠质量差，梦多，夜尿频，易晕车。

家族史：父亲患胰腺癌，妹妹患肺癌。

体征：体态丰腴，表情丰富，大眼睛有神采；舌红，苔薄腻，脉滑，腹力中等。

处方：温胆汤。陈皮20g，姜半夏15g，淡竹茹10g，枳壳20g，茯苓20g，生姜15g，大枣20g，生甘草10g。7剂。

患者持续服用温胆汤后，幽闭恐惧症的易紧张状态明显减少，不再惧怕独处封闭空间，其间患者多次在杭州、上海多家医院做各类检查（CT/MR）均独自完成，无上述症状出现。患者惊讶中药作用之神奇，让她恢复如常。2020年11月11日，患者常规体检后行腹部增强CT，诊断为胰腺占位性病变（黏液性囊腺瘤）。

【临证体会】

幽闭恐惧症的表现与创伤后应激障碍（PTSD）的临床表现类似，都是温胆汤的适用疾病。患者的体型、表情、圆脸、大眼、易惊恐、眩悸等特征，提示为半夏体质。本案从对病用药入手，参考患者的体质特征，用温胆汤收到满意疗效。

根据笔者的临床观察，温胆汤患者的临床表现中以主观感受的胸闷、短气居多。温胆汤包含陈皮、枳壳、生姜，为《金匮要略·胸痹心痛短气病脉证治》中专治"胸痹，胸中气塞，短气"的橘枳姜汤。

七、大黄类方

86.跟师抄方——肠癌便血不止案

邓某，女，74岁。身高164cm，体重68kg。2020年12月1日初诊。

病史：大便出血近1个月。无诱因下出现大便出血近1个月，11月24日肠镜检查提示直肠腺癌；伴头晕，轻微运动则大汗淋漓，大便干溏不定、每天2~3次。双手震颤20余年，与情绪相关，紧张则话语不利索。

家族史：母亲患胰腺癌。

情绪量表评分：A12D8。

体征：体型壮实，表情不丰，川字眉，面色暗红，下肢静脉扩张；舌下静脉充盈瘀紫，脉弦大有力；腹肌紧张，脐跳。

处方：泻心汤合黄连解毒汤。制大黄5g，黄连5g，黄芩15g，黄柏10g，栀子10g。14剂。

2020年12月15日二诊：服药后第5天大便无出血。

原方14剂。建议去肛肠科进行病因诊治。

2021年3月2日三诊：服药后大便无出血。现胸闷，脑鸣，手抖，说话不利索，食欲好。

原方加连翘30g。20剂。（二维码78）

二维码78 扫码看黄煌教授病历手迹

【黄师按语】

泻心汤是经典的止血方,有清热泻火、除痞、通便等功效,适用于以出血、心烦悸、心下痞为特征的疾病。《金匮要略》的"泻心汤"与敦煌遗书《辅行诀脏腑用药法要》中"小泻心汤"的药物组成一致,"小泻心汤,治胸腹支满,心中跳动不安者方。黄连、黄芩、大黄各三两"。条文中描述的"心中跳动不安",既有患者主观的心动过速、心悸心慌,也有本案腹诊中客观存在的、摸得到的方证:脐跳。这个原文可以看作是对《金匮要略》原文的"心气不足"更详细的描述。

经典原文"吐血""衄血"指的是身体上部窍道的出血,但根据历代名家医案来看,身体各个部位的出血,如咯血、吐血、鼻衄、齿衄、颅内出血、眼底出血、子宫出血、痔疮出血、肠出血、血尿、皮下出血等均适合用泻心汤。如何用好这张被陈修园称之为百验百效的高效方?关键在于泻心汤适用人群的把握。泻心汤适用于面色红亮、体型壮实的患者,他们容易上火,容易出血,腹部充实,大便干结,舌质暗红坚老,舌苔厚腻,脉滑数。以中老年群体为主,大多伴有三高(高血压、高血脂、高血糖),以及其他多种慢性病。

对伴有情绪烦躁的出血患者,我临床常合用古代热病常用方,传统的清热泻火方:黄连解毒汤。舌下静脉瘀紫的病因多为瘀血,但不能忽视内热或瘀热夹杂的因素。肿瘤患者使用活血化瘀之剂时要慎重。

87.临证实践1——牙龈出血不止的房颤案

赵某,男,86岁。身高168cm,体重78kg。2021年2月5日初诊。

病史:牙龈出血2个月。房颤十余年,服用波立维75mg/d。2个月前,左上第二磨牙根齿感染,牙龈增生后出血,口腔科采用漱口水外用、内服抗生素、止血药治疗后依然渗血不止。因为有房颤病史,需要长期服用抗凝药物,这与止血治疗相悖,在口腔医生建议下,心内科专家会诊调整用药后,出血依然如故。口腔科专家束手无策,只能采用棉球填塞局部压迫止血,但只要棉球一取下,血就汩汩渗出。发病以来,食欲正常,大便偏干,时有便秘,夜间易出汗。

既往史:高血压,冠心病,心力衰竭。

体征:面部唇色暗红,眼睑充血,左上第二磨牙龋齿残存牙根处渗血,血色暗红,舌暗红,苔薄,脉叁伍不调。

处方:泻心汤。生大黄10g,黄芩10g,黄连5g。7剂。200mL沸水浸泡10分钟,去药渣,分3~4次口服。

2021年2月10日二诊:服药后第3天渗血减少,第4天基本无渗血,填塞棉花无血渍。反馈药汁味苦,服药后大便增多。

二维码79 扫码看舌象及病灶对比

原方加红枣2枚,7剂,减半再服。(二维码79)

88.临证实践2——妊娠剧吐案

金老师,女,29岁。2019年11月11日微信求诊。

9月胚胎移植术后,妊娠呕吐反应明显,于11月5日住院输液治疗,自觉胸中烧灼感明显,有吐不完的酸水和痰,持续呕吐导致咽喉疼痛伴呃逆不停,患者因此无法正常进食。11月7日开始呕吐物中带血,每天呕吐5次以上褐色水状物。尿液检测提示代谢紊乱:酮体(+++)、尿蛋白(+)、白细胞46/μL、鳞状上皮细胞84/μL、黏液丝146/μL。医院除了禁食和输液等对症处理外,并无其他有效措施。在我的同学推荐下,家属通过微信向我求助,期盼经方能帮助孕妇。

微信照片中,患者身材偏瘦,嘴唇干,舌淡红润,虽然呕吐日久,但整体的状态尚可。

微信处方:泻心汤。黄连3g,黄芩5g,熟大黄5g,自备生姜10g(切碎),红枣1枚(剪碎)。嘱咐用100mL煮沸的开水将药物在保温杯中泡5分钟。去渣后,每隔10分钟小口频服,慢慢吞咽,喝完为止。

家属立刻抓药泡汁,患者小口频服后,服药当晚恶心感减少,无呕吐,安然入睡。翌日继服此方,虽时有反酸烧心,但再无呕吐。微信询问能否进食?我建议小口频服小米粥汤。第3天,持续近月余的食入即吐现象消失,喝了小米粥,还吃了水果,感觉一天比一天好,4天未解的大便通了,尿液复查代谢指标正常,后办理出院。

二维码80 扫码看舌象及病程记录

11月16日上午,金老师夫妻俩拿着锦旗前来致谢,孕妇在诊室门口介绍自己的神奇经历:2.5元一帖的中药居然有如此神效!第1天呕吐止,第2天喝米粥,第3天吃水果。

2021年上半年金老师顺产一对健康龙凤胎。(二维码80)

89.临证实践3——上腹部灼热的胃糜烂案

赵某,女,65岁。身高152cm,体重59kg。2020年10月7日初诊。

病史:胃痛半年。患者出现餐后上腹部隐痛、灼热感已半年余,胃镜提示慢性轻度浅表性炎症,灶性肠化,服用西药后无缓解。现伴有夜间手足心发烫,睡眠时反复伸出棉被外,影响睡眠,夜间口干苦,大便正常,食欲好。

既往史:胆囊结石,肾结石,心律失常,高血压,糖尿病,高血脂。

家族史:母亲、兄弟等4人均有癌症病史。

体征:身材矮胖,国字形脸,眼睑红,手掌红热;舌暗红,苔黄腻,脉滑数;腹软,腹部触觉温热,脐温37.8℃,额温36.5℃。

处方:大柴胡汤合黄连解毒汤合白头翁汤。柴胡20g,制大黄15g,枳壳20g,黄芩15g,姜半夏10g,白芍20g,红枣20g,黄连10g,黄柏15g,栀子15g,白头翁10g,秦皮15g,甘草10g。7剂。建议肠镜检查。

2021年1月20日二诊:服药后胃痛略好转,胃镜复查提示非萎缩性胃炎伴胃黏膜糜烂。肠镜检查提示多发性肠息肉,手术摘除。服用奥美拉唑后,上述症状有好转,近日胃部烧灼感持续发作再诊。舌脉同上,腹软,心下按压疼痛。

处方:泻心汤。黄连5g,黄芩10g,生大黄10g。

200mL沸水浸泡10分钟后去药渣,分3次餐前半小时口服。

2021年2月3日三诊:服药后胃部烧灼感减轻明显,诉药苦,嘱原方加红枣2枚，14剂，服法同前。

2021年2月25日四诊：胃痛未作，上腹部灼热感已无。手足心热，脐温36.8℃，额温36.3℃。

原方14剂，服法同前，隔天服用。（二维码81）

二维码81　扫码看舌象及处方

【临证体会】

泻心汤又名三黄泻心汤，是经典的止血名方。药仅3味："大黄二两，黄连、黄芩各一两。上三味，以水三升，煮取一升，顿服之。"《金匮要略》谓治"心气不足，吐血，衄血，泻心汤主之"。"衄"在《说文》中指鼻出血，也泛指人体各部位的出血。黄师在《黄煌经方使用手册》（第4版）中描述为"各种出血，如咯血、吐血、鼻衄、齿衄、颅内出血、眼底出血、子宫出血……"妊娠剧吐出血、房颤患者牙龈出血都属于此方的适用病症。妊娠呕吐案为急重症，故以"方病相应"思维入手，选用泻心汤；而牙龈出血案则从"方人相应"思维入手，患者年事已高，虽出血2月余，但身体无恙，大便偏干，面色红，唇红，是热性体质的泻心汤证。

热性体质的黏膜易出血，上腹部灼热的胃糜烂案中，胃镜提示黏膜充血糜烂，也就是黏膜出血。腹诊心下按压不适感即"心下痞"，结合体质，当属热痞，故选用泻心汤取效。初诊选用大柴胡汤合黄连解毒汤合白头翁汤，采用三个合方大包围的方式，虽然有效，但终究是方证把握不精、方证定位不准。

90.跟师抄方——产后肥胖案

江某，女，35岁。身高160cm，体重71kg。2020年9月15日

初诊。

病史：产后肥胖1年余。患者生产后体重持续上升，即便一周3次的规律运动，体重依然只升不降。平素脾气急躁，易激惹，月经前尤为明显，月经血块多。大便不畅、隔日一解，进食后易腹胀嗳气，有痔疮出血现象。

体征：体型胖壮，国字脸，眼圈偏暗，眼泡略肿，头发黑油，下肢皮肤毛周角化；舌胖润，边有齿痕；小腹部较充实，左少腹按压疼痛。

处方：桃核承气汤合桂枝茯苓丸。桃仁15g，制大黄10g，芒硝10g（分2次冲服），桂枝20g，生甘草5g，茯苓20g，牡丹皮15g，赤芍15g。15剂，隔天服用。

2021年1月5日二诊：服药后，每日排便1次，无腹泻及大便不畅感。体重下降3kg，月经血块增多，月经周期正常。小腹部软，左下腹压痛消失。原方30剂，隔天服用。（二维码82）

二维码82　扫码看黄煌教授病历手迹

【黄师按语】

本案患者的下肢皮肤表现、腹诊特点均提示其为瘀热体质。瘀热互结证即"蓄血病"，以身体上部充血、下部有瘀血、情绪易激惹、便秘等表现为特征。桃核承气汤、桂枝茯苓丸均适合使用，但桃核承气汤有突出的精神症状——其人如狂，多表现为情绪激动甚至精神错乱、失眠烦躁、剧烈头痛等。临床是复杂的，当方证表现不典型时，可以两方合用。

91.临证实践1——引产后腹痛不止案

边某，女，39岁。身高156cm，体重66kg。2019年12月12日初诊。

病史：死胎引产术后腹痛10天。患者因宫内孕死胎，于2019年12月3日在区妇幼保健院行引产术后，腹部隐痛不止，超声复查提示产后子宫伴宫腔内容物，宫腔内可见2.8cm×1.9cm不均质回声。妇科医生建议清宫术，患者不愿再次手术，服用其他医生的中药后无效而求诊。现小腹部隐痛不止，阴道无出血及恶露排出，近1周有夜汗，口气重，反酸，大便干结，脾气急躁。

体征：体型胖壮，面红油光，眼睑红，黑眼圈；舌红，苔黄腻，脉滑数；腹壁脂肪厚，按压充实，两侧少腹按压疼痛。

处方：桃核承气汤合下瘀血汤加味。桃仁15g，桂枝15g，制大黄15g，芒硝15g（分2次冲服），生甘草5g，虻虫10g，地鳖虫10g，红花10g。自备黄酒20mL，生姜5片，入煎。3剂。

2019年12月15日二诊：服药第2天，夜间6点左右出现宫缩，陆续排出小血块样恶露残留物后腹痛消失；大便日解2~3次，夜汗多，无反酸，无口气。腹部按压充实饱满下降。

处方：原方3剂。建议超声复查。

2019年12月19日三诊：无腹痛，复查超声提示：宫腔无残留物。

处方：桃仁15g，桂枝15g，制大黄15g，芒硝10g（分2次冲服），生甘草5g，茯苓15g，牡丹皮15g，赤芍15g。7剂。

二维码83　扫码看舌象及数据对比

2019年12月26日四诊：舌苔净，无腹痛，停药。（二维码83）

92.临证实践2——不明原因腹痛2年案

严某，女，33岁。身高170cm，体重115kg。2020年11月13日初诊。

病史：腹部疼痛2年。2年来，出现不明原因的腹部疼痛，以右侧下腹部为多，阵发性疼痛，矢气后缓解，经期疼痛程度剧烈。多家省级医院检查，病因诊断不明，超声检查提示子宫肌瘤病。陪诊母亲言其经期脾气暴躁，月经量大，血块多。平素便秘，容易反酸、嗳气、恶心、呕吐。

既往史：胆囊切除手术。

体征：体型胖壮如《水浒传》鲁智深，舌淡红，苔薄，舌下静脉瘀紫，脉滑数；腹部脂肪厚，下腹部充实，右侧少腹部按压疼痛。（二维码84）

二维码84 扫码看"方人"特征

处方：桃核承气汤。桂枝10g，肉桂5g，桃仁15g，芒硝15g（分2次冲服），生大黄15g，甘草10g。3剂。

2020年11月20日二诊：服药第1天，腹部疼痛加剧；第2天，腹泻1~2次。后腹痛未发作，现要求体质调理。

处方：五积散。生麻黄10g，桂枝10g，甘草5g，苍术40g，厚朴15g，陈皮15g，半夏10g，茯苓10g，枳壳15g，生姜20g，当归10g，白芍10g，川芎10g，白芷10g，桔梗10g。14剂。

2021年2月三诊：月经颜色偏暗，血块多，经量正常，近几个月无腹痛发作。

【临证体会】

桃核承气汤是传统的理血剂，具有逐瘀泻热的功效。《伤寒论》原文："太阳病不解，热结膀胱，其人如狂，血自下，下者愈。其外不解者，尚未可攻，当先解其外。外解已，但少腹急结者，乃可攻之，宜桃核承气汤"。何谓"热结膀胱"？叶橘泉先生认为，此处的"膀胱"不是贮藏尿液的膀胱，系指子宫，包括男女生殖器官、直肠、下腹等部位。黄师在《黄煌经方使用手册》（第4版）中论述其适用病症以下腹痛、盆腔瘀血为表现的妇产科疾病，如难产、盆腔炎……由此可见，"热结膀胱"为瘀热积于下腹部、盆腔脏器。

桃核承气汤的腹诊检查尤为重要。叶橘泉先生、黄师都认为"少腹急结"是其主要的方证，在少腹部按压有硬满、抵抗、压痛、包块等都可视为"少腹急结"。两案腹证均支持桃核承气汤证。引产术后腹痛案，随着残留物的排出，原本充实的腹部变软，两侧少腹部压痛也消失，再现经典原文"血自下，下者愈"的治疗效果。

桃核承气汤与桂枝茯苓丸的方证有很多共有特征，但桃核承气汤在活血祛瘀的同时，泻火除烦作用更胜一筹。不明原因腹痛2年案患者的脾气暴躁、情绪易激惹属于桃核承气汤"其人如狂"的一种表现形式。

引产后腹痛案中合用的下瘀血汤，也为《金匮要略》方。原文表述："产妇腹痛，法当以枳实芍药散。假令不愈者，此为腹中有干血着脐下，宜下瘀血汤主之，亦主经水不利。"患者手术后10余天无恶露及出血，其体型壮实、面部红油、夜汗便秘、口气重，以及舌脉、腹诊均提示为实热体质。结合超声提示宫腔内残留物，可以理解为热盛导致"干血"，符合原文的"干血着脐下"，故合方运用，加强破血逐瘀之功效。三诊残留物排净后，则停用破血峻猛的下瘀血汤，合用桂枝茯苓丸善后。

八、黄连类方

93.跟师抄方——消瘦男人的老胃病案

孔某,男,42岁。身高162cm,体重57kg。2020年11月16日初诊。

病史:胃胀6年。近6年来,食荤则胃痛不适、胃胀反酸。胃镜提示:慢性胃炎,胆汁反流。怕冷(就诊日室外温度22℃,患者身穿羽绒服),受凉则喷嚏多,夏季不能吹空调,入睡要盖被子。睡眠多梦,小便无力。

既往史:慢性咽炎,低血压。

家族史:父亲有慢性肾病、慢性阻塞性肺气肿,母亲有慢性胃炎。

体征:体瘦,面色萎黄,唇红;舌暗红,舌苔白厚,中裂纹,舌下静脉瘀紫,脉缓芤;扁平腹,脐下少腹部拘急。

处方:黄连汤。黄连5g,肉桂10g,桂枝10g,党参20g,姜半夏15g,干姜5g,炙甘草5g,红枣20g。15剂。

2020年11月30日二诊:服药后胃胀反酸消失,睡眠质量好转,自觉状态好转明显,大便偏干。

二维码85 扫码看黄煌教授病历手迹

原方加制大黄5g。15剂。(二维码85)

【黄师按语】

黄连汤的适用人群以中年男性为多,其人体型偏瘦或消瘦、肤色黄暗无光泽、唇舌暗淡且舌苔白厚等。我在临床常用原方取效,处方中黄连用量不必过大,3~5g即可。黄连汤人以腹肌偏薄的扁平腹多见,腹部按压后有不适疼痛感,少腹部有的软弱如棉、有的紧张如板,缺乏弹性。

94.临证实践——失眠伴反酸的中年男人案

毛某,男,45岁。身高165cm,体重47kg。2020年12月20日初诊。

病史:失眠多年。易醒多梦,伴夜间胃部烧心感、反酸,以凌晨3~4点多见,既往有慢性胃炎。胃镜提示:慢性非萎缩性胃炎伴

二维码86 扫
码看"方人"
特征

糜烂,服用奥美拉唑疗效一般,少食腹胀,大便次数多、量少。

体征:体型偏瘦,眼睑红,头油发稀;唇暗舌红,苔黄腻,脉弱;扁平腹,腹肌紧张,腹壁薄,心下振水音。(二维码86)

处方:黄连汤。黄连5g,肉桂5g,人参片12g,姜半夏15g,干姜5g,红枣20g,炙甘草10g。7剂。

2021年1月10日二诊反馈,患者持续服用黄连汤后,停用奥美拉唑胶囊,胃部症状减轻明显,烧心反酸明显减少,夜间睡眠质量改善,振水音消失,舌苔薄白。守方继服。

【临证体会】

黄连汤是一张经典的胃肠病方,黄师经常将黄连汤应用于体型偏瘦的中老年男性的慢性消化系统疾病,尤其是伴有糖尿病史、或容易醉酒、或伴有失眠、或伴有性功能不良的患者,屡获奇效。笔者在本案中以此方法用黄连汤,疗效满意。

黄连汤与半夏泻心汤都能治疗胃肠道疾病,临床表现类似,药物组成仅一味之差,如何鉴别?首先从药证配伍来看,黄连汤以黄连、肉桂配伍,主治烦热而腹痛;半夏泻心汤以黄连、黄芩配伍,主治烦热而心下痞,两方病症不同。再则从体质分析,黄师认为黄连汤属于偏虚弱的桂枝体质,而半夏泻心汤则属于偏热性的黄芩体质,两者虚实有别。

95.跟师抄方——毫无食欲的糖尿病案

夏某,女,68岁。身高165cm,体重52.5kg。2021年1月25日初诊。

病史:食欲差1年。发现糖尿病1年,药物治疗后血糖正常,但食欲逐渐变差。前不久因儿子突然去世受打击,变得毫无食欲,甚至进食则恶心呕吐,体重下降明显,大便干溏不定。平素易晕车,易出汗。

体征:骨瘦嶙峋,倦容,眼睑淡,面色萎黄,贫血貌,肌肉松弛无力;舌暗淡,苔少,脉弦滑;腹皮松弛下坠,腹壁菲薄,缺乏弹性。

处方:黄连汤。黄连5g,肉桂10g,生晒参10g,姜半夏15g,干姜

5g, 炙甘草5g, 红枣20g。14剂, 服用5天停服2天。

2021年2月16日二诊: 食欲开, 能进食, 无呕吐, 降糖药减量(血糖正常), 大便成形, 体重增加2kg。

处方: 原方14剂, 服用5天停服2天。

2021年3月15日三诊: 食欲好, 能正常吃饭, 停服降糖药1个月, 血糖正常。面色渐红润, 体重上升5kg, 小便有泡沫, 下肢麻木疼痛感时作, 大便偏干。

处方: 黄连汤、四味健步汤两方各7剂, 交替服用。

黄连汤: 黄连5g, 肉桂10g, 生晒参10g, 姜半夏15g, 干姜5g, 炙甘草5g, 红枣20g。

二维码87 扫码看"方人"特征及黄煌教授病历手迹

四味健步汤: 石斛30g(先煎), 丹参20g, 赤芍20g, 牛膝30g。

2020年5月10日四诊: 体重持续增长, 由最初的52.5kg上升至64kg; 大便正常, 傍晚下肢浮肿, 双腿麻木感时作。

处方: 原两方各7剂, 交替服用。(二维码87)

【黄师按语】

该患者由于糖尿病后胃肠动力障碍, 以及情绪刺激等因素, 导致体重下降、食欲丧失的黄连汤证。黄连汤是治疗糖尿病并发胃轻瘫的一张专方, 既能降低血糖, 还能促进胃肠的排空, 也能增加体重。此外, 黄连汤中黄连与肉桂配伍, 寓含交通心肾、安神助眠的交泰丸, 因此, 黄连汤临床也多用于以失眠为表现的焦虑症、抑郁症。

96.临证实践——消瘦无食欲的糖尿病案

范某，男，68岁。身高173cm，体重68kg。2019年12月12日初诊。

病史：糖尿病25年，服用多种降糖药，血糖控制良好，空腹血糖5~6mmol/L，餐后8~9mmol/L。1个月前，饮食不慎导致腹泻，住院治疗后腹泻止，但体重下降6kg，食欲差，少食胃胀，咽喉异物感，有口气；伴腰酸，行走则腰部下坠、双脚无力，睡眠早醒，噩梦多，偶有心悸胸闷；胆小容易惊吓，容易出汗，大小便正常。

体征：体型中等，面黄唇暗淡，眼睑红，舌暗红，苔白，脉缓苁，脉搏60次/分。小腹部松软。

既往史：前列腺增生，冠状动脉粥样硬化。（二维码88）

二维码88 扫码看"方人"特征

处方：黄连汤。黄连5g，肉桂10g，姜半夏15g，人参15g，红枣15g，甘草5g，干姜5g。7剂。

2019年12月19日二诊：服药后食欲恢复，咽喉部不适感减轻，大便通畅。

处方：原方14剂。

2020年1月3日三诊：食欲好，体重增加1kg，咽部异物感消失，腰腿无力改善。血糖复查空腹血糖5.1mmol/L，餐后血糖7mmol/L。

处方：原方14剂。

患者持续服药至2020年1月底春节前夕，食欲好，体重上升，症状改善明显，血糖指标稳定。建议停服黄连汤，常服中成药桂附地黄丸善后。

【临证体会】

胃轻瘫是糖尿病常见的并发症, 典型症状为腹胀、早饱、厌食、嗳气、恶心、呕吐、体重减轻等, 通常在餐后较为严重。腹诊检查可见胃脘部胀满, 并可闻及振水音。西医学常规的治疗方法分别为控制血糖及促进胃动力, 而黄连汤就是一张包含两种作用的治疗糖尿病胃轻瘫的经典方, 这也是黄煌经方医学体系中的方病思维。

笔者临床使用黄连汤, 既要遵循方病思维, 还要抓住黄连汤适用人群的体质特征。糖尿病合并胃肠动力障碍, 大多病程长, 患者体重下降明显、面色萎黄, 且多伴有黄连汤 "胸中有热" 的烦热表现: 睡眠障碍、焦虑、抑郁等情绪异常。黄连汤的舌脉也是重要的方证之一, 根据黄师的经验, 以舌质暗红、苔白厚的 "黄连舌" 与脉弱无力的 "桂枝脉" 为多。

黄连汤证宜与肾气丸证相鉴别, 两方都能治疗糖尿病, 都是传统的消渴病方。黄连汤证腹中痛, 肾气丸证消渴、小便不利。黄连汤证食欲差, 肾气丸证能食善饥。黄连汤证有心肾不交的焦虑失眠, 肾气丸证以肾气不足的腰酸乏力等表现。笔者在临床中发现, 老年糖尿病患者, 黄连汤证与肾气丸证兼夹的案例不少, 可根据不同情况给予合方、分服等用药方式, 如本案先用黄连汤解决胃轻瘫动力问题后, 再用肾气丸成药调治体质。

97.跟师抄方——皮肤角化的手掌案

姜某, 女, 51岁。身高155cm, 体重55kg。2019年11月19日

初诊。

病史：慢性湿疹12年。手足部皮肤角化、干燥、皲裂，手掌粗糙难以握拳，夜间瘙痒剧烈。口服强的松、雷公藤，以及中药浸泡、药膏外涂等方法控制不佳，睡眠差，易醒，容易脱发，牙龈肿痛，二便饮食正常，月经正常，肛周湿疹偶发。

情绪量表评分：A14D7。

体征：体型中等，憔悴貌，川字眉，面色黄，两颧部暗红，嘴唇干红，头发稀黄。

处方：温清饮。当归15g，白芍20g，川芎15g，生地黄20g，熟地黄20g，黄连3g，黄芩10g，黄柏5g，栀子10g。10剂，服用5天停2天。

2019年12月3日二诊：皮疹无明显改善，入夜瘙痒剧烈，睡眠差。

处方：黄连阿胶汤加地黄、生甘草。黄连5g，黄芩10g，生白芍20g，阿胶10g（烊冲），生地黄20g，熟地黄20g，生甘草10g。10剂，服用5天停2天。

2019年12月17日三诊：服药后，手掌局部脱皮多，皮肤瘙痒、皲裂均明显好转，大便一日2次。

原方加当归15g。15剂，服用5天停2天。

2021年7月13日四诊：持续服用至今，病情稳定，停用其他药物。皮肤湿疹无大发作，睡眠好，易上火，舌质暗红，舌苔薄黄，腹软。

处方：原方阿胶减量为5g。20剂，隔日服用。（二维码89）

二维码89　扫码看皮疹对比照片及黄煌教授病历手迹

【黄师按语】

黄连阿胶汤的"心中烦，不得卧"状态，可以理解为内热心烦，多表现为严重的焦虑状态，伴有心胸闷热、睡眠障碍、心动过速等虚性亢奋的表现。黄连阿胶汤在皮肤病应用的方证要点是皮肤黏膜糜烂或出血及睡眠异常，其皮疹特点为皮损颜色发红或紫、皮肤干枯脱屑，甚至皲裂增厚等，适用病症多为神经性皮炎、湿疹、红斑病变、银屑病等。

98.临证实践1——彻夜难眠的湿疹案

马某，女，35岁。身高150cm，体重50kg。2020年5月9日初诊。

病史：湿疹1年。双侧腰臀部皮疹反复发作1年，局部皮肤红热瘙痒，红色斑疹成片，对称性分布，无渗液，中、西药治疗乏效，皮损逐渐增大，瘙痒以夜间为多，影响睡眠。末次月经3月3日，排除妊娠。今年出现月经量渐少，血块多，颜色暗红，体重上升2.5kg。

体征：体型中等，舌淡红润，苔薄白，腹软，脉滑数。

处方：越婢加术汤。麻黄10g（先煎），生石膏30g（先煎），苍术30g，生甘草10g，生姜20g，大枣15g。7剂。

外洗方：苦参、白鲜皮、黄柏各20g。7剂，煮水外洗。

2020年5月16日二诊：皮疹红痒略减轻，服用中药1周后月经复来，颜色红，血块明显减少，经量正常。守方14剂。

2020年6月27日三诊：皮疹瘙痒，皮损范围无改善，局部皮肤干燥脱屑，瘙痒夜间明显，发作时皮肤颜色艳红，抓挠不停，烦躁无法入睡。腹软脐跳，舌红，苔薄黄，脉滑数。

处方：黄连阿胶汤。黄连10g，黄芩15g，生白芍15g，生甘草10g，阿胶10g（烊冲）。自备鸡子黄2枚，放入温热药液中搅拌均匀后服用。7剂。

2020年7月4日四诊：服药后皮疹瘙痒迅速改善，心烦、失眠消失。守方再服14剂。

2021年1月感冒咳嗽求诊时反馈皮疹痊愈，睡眠正常，月经每月按时而至。（二维码90）

二维码90　扫码看皮疹对比及舌象

【临证体会】

娄绍昆、黄师都曾经说过，"经验是个好东西，但经验也会带来困惑"。本案初诊见皮肤瘙痒即用越婢加术汤，显然是受既往经验的困囿，没有认真甄别。越婢加术汤具有清热利水功效，病理特性为水饮有热充斥表里，皮疹特征多为发红瘙痒、或湿疹糜烂渗出、皮损苔藓样增厚等表现。日本汉方家矢数道明先生认为，皮肤的表现状态以糜烂污秽为特征，而此案患者的皮疹特点显然不符合。

黄连阿胶汤适用的皮肤病，皮损表现多以干枯、发红，有皮屑为特征。皮肤病的病程长，常规治疗无效，皮疹瘙痒以夜间为多，程度剧烈，影响睡眠，甚至出现焦虑，即为传统的"阴虚火旺""少阴热化"，是虚性的亢奋状态。根据黄师的临床经验，用黄连阿胶汤不能缺少生鸡蛋黄，蛋黄中含有大量的卵磷脂，具有良好的皮肤修复功能。笔者在临床应用中发现，方证相应时，黄连阿胶汤的疗效立现，大多在1~2周内，严重的皮损能迅速得到改善。

99.临证实践2——反复发作的经间期出血案

孙某，女，30岁。身高168cm，体重53kg。2020年11月6日初诊。

病史：经间期出血半年余。近半年来，月经结束后1周左右，阴道少量出血持续数日，诊断为功能性出血。末次月经10月29日。平素月经周期提前，周期26~27天，月经量多，有血块，有痛经。贫血，睡眠差，多梦，易口腔溃疡，脾气急，易烦躁。

情绪量表评分：A8D5。

二维码91 扫码看"方人"特征

体征：体型中等，皮肤白，额头油亮，眼睑红；舌红有芒刺，中剥苔，脉滑数，脉搏86次；腹肌紧张，脐跳。（二维码91）

处方：黄连阿胶汤加味。黄连10g，黄芩10g，生白芍15g，阿胶珠10g，熟地黄30g，炙甘草10g，当归10g，川芎10g。14剂。

2020年11月20日二诊：服药后大便偏多通畅，口溃未发作，守方14剂。

2020年12月4日三诊：末次月经11月24日，无排卵期出血现象。守方10剂，服用2天停1天。

2021年1月8日四诊：末次月经12月20日，无排卵期出血现象，无痛经。守方14剂，服用2天停1天。

2021年3月19日五诊：1月服完中药后至今，经前期出血现象消失。守方10剂，1周服用2天。

【临证体会】

黄连阿胶汤的原文对方证表述为"烦"与"不得卧"，并未涉及出血类症状或者疾病的描述，如何把握黄连阿胶汤在妇科疾病中的应用？黄师常将此方用于热性体质的妇科出血类疾病，如先兆流产、月经过多、多囊卵巢综合征、功能性子宫出血等。

此案以"方病相应"入手，参考患者肤白唇红、眼睑口腔黏膜充血、烦躁失眠、情绪量表焦虑分值偏高、舌脉腹诊等热性体质特性，确定为黄连阿胶汤证。加熟地黄也为黄师之经验，大剂量地黄有止血作用。加当归、川芎，寓含调经补血方"四物汤"。

黄连阿胶汤中加入鸡子黄，既能起到减少黄连之苦，也有助于改善睡眠，适用伴有严重睡眠障碍的患者。本案无此症，则不用鸡子黄。

100.跟师抄方——崩漏、贫血案

高某，女，44岁。身高162cm，体重51.5kg。2020年12月15日初诊。

病史：月经增多，贫血5个月。患者自7月以来，月经量增多、经期长达十余日，并出现中重度贫血，血红蛋白74g/L，超声提示子宫肌瘤；伴头晕不适，浅睡眠，每晚只睡3~4小时，大便秘结，三日一解。末次月经：2020年11月20日。

体征：面色黄白，双颊浮红，嘴唇干红，眼睑淡红，手掌黄干；舌质淡红，舌下静脉瘀紫，脉细数，脉搏84次/分；腹软，腹力偏弱。（二维码92）

二维码92　扫码看"方人"特征

处方：黄连阿胶汤加生地黄、炙甘草。黄连5g，黄芩15g，生白芍20g，阿胶10g（烊冲），生地黄30g，炙甘草5g。10剂，服用5天停2天。

2020年12月29日二诊：药后睡眠改善明显，易心慌，大便每日1解，偏溏，月经未至。

原方10剂，服用5天停2天。

2021年1月12日三诊：1月4日月经至，经期减少为7天，仅前3天量多。反馈药物苦，渐觉难入口，小腿有轻微痉挛感，睡眠正常，大便1~2次/日，大便成形。

处方：芍药甘草汤合二至丸加阿胶、红枣。生白芍15g，炙甘草5g，阿胶5g，女贞子20g，仙鹤草20g，墨旱莲30g，红枣20g。15剂，服用1天停1天。

2021年2月9日四诊：月经未至，手掌干裂，大便偏干。

上方加生地黄20g，白芍加量至30g。15剂，服用1天停1天。

2021年3月16日五诊：连续2个月经量不多，经期5天。自觉脱发减少，大便通畅，体力、面色均改善明显。

原方20剂，服用1天停1天。

【黄师按语】

黄连阿胶汤适用于月经过多、功能性子宫出血等疾病，关键点是要抓住"黄连阿胶汤人"的四个特征：唇舌深红、肤发干枯、烦躁焦虑、脉数。临床也可见唇舌偏淡不红者，多为大量出血后的贫血状态。患者大多皮肤干燥、体瘦，伴有失眠、脱发、烘热盗汗等。我常在方中加入生地黄、炙甘草。生地黄具有止血功效，《名医别录》主治妇人崩中血不止，协同黄连阿胶汤加强滋阴止血之功。现代药学研究表明，大剂量生地黄具有雌激素样的作用，适用于妇科围绝经期出血性疾病。

101.临证实践——月经淋漓不尽2个月案

陶某，女，35岁。身高161cm，体重58kg。2021年1月22日初诊。

病史：月经淋漓不尽2个月。末次月经2020年11月底，淋漓不尽至今，经色鲜红，血块黏稠，左腹部隐痛。超声检查提示内膜厚0.6cm，子宫后壁肌层内见一个低回声团块，大小约3.8cm×3.2cm×3.4cm，肌瘤可能。食欲好，工作压力大，常熬夜，睡眠差，梦多，情绪烦躁，易激惹。平素容易皮肤过敏。

体征：体型中等，眉发浓密，面色红润，面部毛孔粗糙，眼睑红；舌红，苔净，舌下静脉充盈，脉滑；腹力中等，腹直肌紧张，小腹部充实。（二维码93）

二维码93 扫码看"方人"特征

处方：桂枝茯苓丸。桂枝20g，茯苓20g，牡丹皮20g，桃仁20g，赤芍20g。7剂。

2021年1月29日二诊：服药后月经量反增多，有血块，蹲位起立则头晕冷汗，肠鸣，大便正常。

原方桃仁减量至15g，加黄芩15g，甘草10g，红枣20g。7剂。

2021年2月5日三诊：月经依然淋漓不尽，量少有血块，色鲜红，食欲好，舌红偏干。

处方：黄连阿胶汤加生地黄、炙甘草。黄连15g，黄芩15g，生白芍15g，赤芍15g，红枣20g，炙甘草10g，生地黄40g，阿胶珠12g。自备鸡蛋黄2枚冲服。14剂。

2021年2月25日四诊：淋漓不尽的月经终于在2月11日农历除夕这一天消失，迎来了新的一年。

患者3月再次出现月经淋漓不尽，服用原方后起效。4月后月经正常。

【临证体会】

本案初诊从子宫肌瘤的癥病入手，桂枝茯苓丸服后经量不减反增，说明活血化瘀治法无效。后详问病因，患者工作压力大、长期熬夜、日夜颠倒，当属少阴热化状态，即阴虚火旺。睡眠异常、情绪易烦躁激惹是黄连阿胶汤的"心中烦，不得卧"证。

本案黄连用量达到15g，是遵循仲景用药之法则，《伤寒论》中黄连最大的用量就是黄连阿胶汤。方中黄连用量达到四两，大剂量的黄连能治"心中烦"。本案患者食欲好、脉滑有力、舌红干，是黄师经常说的"能吃得起黄连的人"。笔者用黄连阿胶汤较多的疾病为睡眠障碍、慢性皮炎、妇科疾病。临证中最常见的方证抓手就是"心中烦，不得卧"，只要"黄连阿胶汤人"出现了情绪与睡眠异常，都可用此方。

黄连阿胶汤多用于出血类疾病，但并不局限于妇科，也适用于消化系统、血液系统等出血性疾病，如细菌性痢疾、肠伤寒、溃疡性结肠炎、痔疮出血、放射性肠炎等导致的肠道出血；血小板减少性紫癜导致的皮肤黏膜出血；慢性湿疹、银屑病导致的皮肤干燥皲裂出血等。

九、当归类方

102.跟师抄方——习惯性便秘案

虞某,女,49岁。身高165cm,体重53.5kg。2020年6月3日初诊。

病史:习惯性便秘多年。平时大便干结难出,3~4日一解,现已半月未解大便,左侧上腹部持续性隐痛,生冷硬食则加剧,近一年体重下降2kg,头昏痛,早醒,停经状态,末次月经:2020年2月1日。

既往史:胆囊切除术,乳腺结节,甲状腺结节,高血压,2017年诊断为胰腺囊腺瘤,定期复查中。

家族史:父母亲均有高血压。

体征:脉弦,舌下瘀紫,舌苔厚;腹软,胃内振水音,脐跳。

处方:当归芍药散。当归15g,川芎20g,生白芍60g,生白术20g,茯苓20g,泽泻30g。15剂。

2020年6月17日二诊:服药后大便通畅,头昏痛改善,腹痛减轻,胃内振水音消失。

处方:原方25剂,服用5天停2天。

2020年7月31日三诊:大便通畅,每日一解。月经复至。服中药2个月后,自觉多年的口干基本消失,口唇润滑舒适,堪比冬季使用润唇膏。舌暗,苔薄白,舌下瘀紫。

原方15剂,服用5天停2天。

患者持续服药至2020年9月23日四诊,大便正常,头疼消失,体重增加至55.5kg。(二维码94)

【黄师按语】

当归芍药散治疗便秘,我通常用于女性或高龄老人患者,大便有干结如栗,也有先干后溏,或大便无力,或毫无便意,这种便秘是虚秘,是脾虚。当归芍药散人的体型中等或偏胖,面色萎黄缺乏光泽,呈现贫血貌,或有浮肿貌,面颊部多有黄褐斑。腹部按压柔软,没有大黄、芒硝证的充实抵抗感。我用当归芍药散治疗便秘,方中芍药与白术要重用,芍药能通便,有"小大黄"之称,我一般用到60g以上。

103.临证实践——黄胖老奶奶的便秘案

王某,女,84岁。身高156cm,体重65kg。2021年1月29日初诊。

病史:慢性便秘多年,大便不规则,2~7天一解,大便溏稀不畅,便后腹部隐痛,常年服用通便中成药。睡眠差,食欲一般,易疲劳。

既往史:高血压,腰椎间盘突出病。

体征:体胖倦容,面黄略浮肿,面部老年斑密集;舌体胖大,舌质暗红,苔腻,脉细;腹壁脂肪厚,腹软,腹部皮肤偏黄。

处方:当归芍药散。当归15g,川芎15g,生白芍50g,茯苓20g,

泽泻20g, 生白术20g。7剂。嘱停服通便药。

2021年2月5日二诊: 服药后大便通畅, 二日一解, 便后无腹痛; 食欲一般, 自觉精神状态好转。

原方生白芍加量至80g。14剂。

2021年2月19日三诊: 大便1~2天一解, 溏软, 睡眠差。

二维码95 扫码看"方人"特征

原方加酸枣仁30g, 知母15g, 炙甘草10g。14剂。症减隔天服。(二维码95)

【临证体会】

本案老年患者面黄浮肿、腹软、便后腹部隐痛等表现, 为血虚水停的虚性便秘, 用含有大黄的攻下通便药无效。

用当归芍药散治疗便秘, 我常把握三个要点: 第一要看脸, 面色萎黄, 缺乏血气的浮肿脸、面皮松弛的斑点脸。第二要看下肢的皮肤, 适用当归芍药散的下肢, 往往真皮层较薄, 皮肤表面干燥、起皱纹、脱屑, 或有水肿。第三要摸肚子, 腹皮黄且松弛下坠、腹部柔软无底力、脐周轻微压痛等。此外, 如果是生育期女性, 还要关注月经的情况, 适用当归芍药散的女性大多有月经量减少的现象。

104.跟师抄方——手部慢性湿疹案

蒋某, 男, 45岁。身高167cm, 体重70kg。2019年12月17日初诊。

病史: 慢性湿疹半年余。5月以来, 双手掌心出现皮疹伴瘙痒, 反复发作, 皮肤科诊断为慢性湿疹, 治疗乏效。现手掌发红瘙痒, 皮肤干燥皲裂蜕皮,手指关节色素沉着,手背皮肤色白发硬,寒冷刺激则手部发紫,平素易口溃。

既往史:肾结石血尿,冻疮。

体征:中等壮实,皮肤白,眉发浓密;舌红略干,唇红偏干,手冷,脉弦细,腹力中等;手背部及腹部皮肤红白试验阳性。

处方:当归四逆汤合泻心汤。当归15g,桂枝20g,生白芍15g,生大黄5g,细辛5g,炙甘草10g,黄芩15g,黄连5g,红枣50g。20剂,症减隔天服。

二维码96　扫码看"方人"特征

2020年4月14日二诊:间断服药至今,手部湿疹好转明显,手掌皮肤皲裂、指关节色素沉着消失。

原方20剂,隔天服用。(二维码96)

【黄师按语】

当归四逆汤是雷诺病的一张专病方。经典原文"手足厥寒,脉细欲绝"所描述的就是四肢末梢的温度与脉象的表现,也是当归四逆汤的典型方证,我们称之为"当归四逆手"。当四肢末梢血管痉挛导致局部血供异常时,皮肤变得暗红发紫,易出现冻疮,按压后局部皮色发白且恢复缓慢,即为红白试验阳性,这也是当归四逆手的特异性表现。

在实际的临床上,教科书式的典型案例相对较少,以不典型表现居多。如本案患者手部温度并无条文中描述的"厥寒",脉也没有"细欲绝",怎么来确定是当归四逆汤证?就是其不典型的表现:手部皮肤瘙痒干裂、发白发硬及冻疮史,也是"手足厥寒"证。此外,本案患者不仅手掌皮肤红白试验阳性，腹部皮肤也有类似表现，更加支持使用该方。该患者的头面部位充血表现明显，既往有血尿、易口溃等病史，故合泻心汤。

105.临证实践1——反复发作的唇炎案

唐某，女，31岁。身高155cm，体重46kg。2019年12月14日初诊。

病史：慢性唇炎反复发作多年，嘴唇周围暗紫色小点，瘙痒，剧烈时红肿干裂，涂抹多种外用药膏、服用抗过敏药物均无效。饮食、二便、睡眠正常。

既往史：过敏性皮炎，每年冬季手足部冻疮史。

体征：体型中等，眉发浓密；手指关节肿胀暗红，手指末端厥冷，测温枪提示温度偏低无法显示，红白试验阳性；舌红，苔薄，脉细，腹软。（二维码97）

二维码97　扫码看"方人"特征

处方：当归四逆汤加黄芩。当归20g，黄芩5g，桂枝15g，肉桂10g，生白芍15g，赤芍15g，细辛5g，甘草10g，大枣30g，通草5g。14剂，内服、外用泡手足。

2020年1月18日二诊：服药后，唇部、肿胀、瘙痒迅速褪去。

原方再服14剂。

2021年5月24日微信反馈，用中药泡手足后，去年冬季的冻疮未再发作，上嘴唇发干时有。

106.临证实践2——双手厥冷的痛经案

杨某，女，25岁。身高165cm，体重54kg。2020年4月9日初诊。

病史：痛经2年余。2年来，经行第1天痛经剧烈，经前乳房、阴道口有刺痛感，月经周期准，经期3~5天，经色暗，无血块；月经量少，点滴而出，无涌出感。平素易上火，牙龈出血，口腔溃疡，有痔疮。

体征：中等身材，眉发乌黑浓密，唇暗；舌嫩红，苔薄，双手厥冷，脉弦细，腹软。

处方：当归四逆汤去通草，加黄芩。当归15g，黄芩8g，桂枝10g，肉桂10g，生白芍10g，赤芍10g，细辛5g，甘草10g，大枣30g。14剂。经期停服。

2020年5月14日二诊：末次月经4月27日，痛经略减轻，经前乳房及肛门刺痛消失，月经量少。服药期间，口溃未发作。

原方14剂。经期停服，经后减半，经前1周正常服用。

2020年7月29日三诊：痛经消失，月经量较前增多。

守方再服14剂。

【临证体会】

黄师经常言方证表现有着不同的部位，当归四逆汤证表现在四肢及体表末梢部位。黄师在《黄煌经方医话·临床篇》中如此描述："这种青紫，不是瘀血证，是寒证。四肢厥寒、脉细欲绝，提示血管收缩，局部供血不足。由于种种原因导致动脉血管收缩、微血管和静脉血管相对扩张，组织中血液含氧量下降，所以皮肤呈蓝紫色。当归四逆汤治疗的患者，大多手足冰冷、麻木、冷痛，覆被加热不易转温，夏天亦阴冷异常，甲色、唇色、面色或苍白或青紫，特别是青紫的特征明显……乌紫病，是对当归四逆汤方证的另一种描述。"反复发作唇炎案中，患者不仅有手指触觉温度低，还出现了颜面部位的嘴唇乌紫、瘙痒、红肿的表现，就是黄师笔下典型的乌紫病。

当归四逆汤适用于一种以四肢冰冷发紫、脉细、疼痛如刺表现特征的疾病，体质特征为血虚寒凝，以女性患者为多。黄师根据多年临床经验，发现此方患者并非一派虚寒。相反，部分患者有一些内热体征的表现：面部红油、易牙龈出血、口腔溃疡频发、大便干结、痔疮出血等。故黄师多将黄芩替代方中之通草，寓含清伏热作用的黄芩汤。笔者两案患者均有伏热在里的相关表现，故遵循黄师经验，方中加入少量黄芩，寒温同用。治厥不独用温药。

笔者在临床运用当归四逆汤，大多用于痛经、多囊卵巢综合征、神经性耳鸣、慢性荨麻疹、唇炎、雷诺病、冻疮等疾病，以四肢冰冷疼痛为主要抓手，冻疮病史、红白试验也是主要方证之一，只要抓住以上几点，疗效可期。

当归四逆汤是治疗冻疮的一张基本方，根据黄师的临床经验，冻疮手通过当归四逆汤的治疗，厥冷的手足能很快得到回暖，日久的冻疮也能不同程度地缓解。笔者的唇炎案中的患者，通过内服加外用，治愈了多年的冻疮。

十、附子类方

107.跟师抄方——行动缓慢的体位性眩晕案

沈某，女，65岁。身高160cm，体重80kg。2020年1月6日初诊。

病史：头晕、脑鸣1年余。近1年来，一过性头晕现象发作频繁，体位变动时尤为明显，严重时出现晕厥，伴有持续的脑鸣，声音低沉；小便频数，有小便憋不住、尿失禁现象，患者在候诊期间频繁上厕所；午后下肢浮肿；血压不稳定，脉压差大；食欲一般，大便正常，梦多易醒，平素动则汗出易感冒。

既往史：高血压4年，脑梗死3年，左乳腺癌全切术2年，心动过缓。

体征：体型肥胖，面色黄暗，浮肿貌，眼圈暗，头发花白，下肢轻度水肿；舌暗淡，苔白，脉缓弱；腹部软，腹壁脂肪厚，腹诊检查时，患者平躺及起床动作极其缓慢。

处方：真武汤合甘姜苓术汤合玉屏风散。炮附子10g，生白术20g，茯苓20g，生白芍15g，干姜15g，炙甘草10g，肉桂10g，生黄芪30g，防风15g。7剂。

2020年1月13日二诊：服药后体位性眩晕未发作，午后下肢浮肿减轻，脑鸣略少。

处方：原方加川芎15g。15剂，隔天服用。

2020年3月9日三诊: 断续服药至今, 头晕脑鸣改善明显, 尿失禁现象减少, 下肢无浮肿, 食欲好, 精神状态佳。

处方: 原方20剂, 隔天服用。(二维码98)

二维码98 扫码看舌象及黄煌教授病历手迹

【黄师按语】

真武汤是传统的温阳利水方, 专治阳虚饮停的水气病。我常用于以精神萎靡、畏寒肢冷、脉沉细无力、浮肿为表现特征的中老年人。经典原文 "汗出不解, 其人仍发热, 心下悸, 头眩, 身瞤动, 振振欲擗地者, 真武汤主之。" 张仲景用素描的方式, 寥寥数笔勾勒出一个因眩晕、心悸、自汗导致全身颤抖、无法站立的患者形象。本案体位性眩晕、行动缓慢, 即为 "头眩、身瞤动, 振振欲擗地" 的经典再现。体位性眩晕是茯苓、桂枝、白术药证; 血压脉压差大、体位性头晕、下肢浮肿提示血管弹性差, 是桂枝药证; 而老年人尿频、尿失禁、脉弱则是附子药证。

真武汤证与桂枝加葛根汤证鉴别: 桂枝加葛根汤多以血管供血不足导致的头部昏闷沉重为主; 真武汤以心肾阳虚, 身体机能下降导致的眩晕为主。从体质特征来看, 桂枝加葛根汤人黄暗消瘦, 而真武汤人黄胖浮肿。

108.临证实践——天旋地转的眩晕症案

王某, 女, 73岁。身高157cm, 体重62kg。2021年4月30日初诊。

病史: 眩晕半年, 半年来体位变动时易头晕不适, 逐渐加剧, 甚至做抬头动作时也天旋地转；伴有恶心，耳鸣，双耳紧塞感，行走有飘浮感，超声提示颈动脉斑块。平素易疲倦，双下肢乏力，易抽搐，食欲一般，多食则胸口噎塞感，夜尿频多，大便正常。

既往史：高血压，骨质疏松。

二维码99　扫码看舌象

体征：面部暗黄，缺乏光泽，倦容，浮肿貌，唇暗；舌暗红，苔白，脉沉；腹软，脐跳。（二维码99）

处方：真武汤。黑顺片15g（先煎），茯苓35g，生白术15g，炒苍术15g，生白芍20g，赤芍药15g，生姜15g。14剂。

2021年5月7日二诊：服药后头晕改善明显，体位改变无眩晕，下肢抽筋少，疲惫不堪感缓解，空腹服用本方则腹泻，餐后服用大便正常。

处方：原方10剂，服用5天停2天，餐后服药。

2021年5月21日三诊：体力恢复，面色好转，劳累时眩晕偶作。

处方：原方10剂，1剂服用2天。

【临证体会】

真武汤的经典方证："头眩，身瞤动，振振欲擗地"是眩晕、震颤的表现。在患者描述中，有头重脚轻感，有行走如踩棉花感，也有行走颤颤巍巍偏离方向等，多见于高血压、脑动脉硬化、共济失调、帕金森等疾病。笔者常将真武汤用于老年患者，他们有诸多慢性疾病，疲劳困倦的主诉多。他们面黄暗无光泽，眼袋大有浮肿貌，舌胖大水滑，脉沉。

对于体位性眩晕的治疗，真武汤证应与苓桂术甘汤证相鉴别。

从条文的症状分析,真武汤气逆上冲表现没有苓桂术甘汤程度重。因此,真武汤没有主治气上冲的桂枝。从药物配伍对比,苓桂术甘汤是桂枝、茯苓、白术的降逆平冲利水配伍,真武汤是附子、茯苓、白术的温阳利水配伍。从体质特征角度对比,苓桂术甘汤人体型偏瘦的多,而真武汤人浮肿偏胖的常见。

真武汤在临床的应用中多以合方为主。笔者在跟随黄师门诊中发现,黄师多合用苓桂术甘汤治疗甲状腺功能低下的乏力困倦、心悸头晕等症状;合用更年方治疗更年期综合征的烘热汗出、失眠烦躁等症状;合用黄芪桂枝五物汤治疗慢性肾病的面色黄暗、下肢浮肿、大便溏稀、蛋白尿反复等症状;合用济生肾气丸治疗面色暗黑、浮肿腹水的肝硬化及肝癌;合用桂甘龙牡汤治疗心力衰竭的多汗、烦躁失眠、舌质紫暗等症状。

109.跟师抄方——口腔溃疡反复发作的绝经后妇人案

罗某,女,55岁。身高162cm,体重53kg。2019年11月4日初诊。

病史:反复发作口腔溃疡2年余。2017年绝经后,口腔溃疡发作频繁,并出现游走性肌肉酸痛,疲倦乏力,时有烘热汗出,诊断为更年期综合征。激素替代疗法后乏效,伴晨起鼻衄,便秘,入睡困难,梦多,早醒,下肢皮肤红热瘙痒,平素易紧张、焦虑,饮食习惯以素食为主。

既往史:高脂血症,过敏性鼻炎。

家族史:父亲脑梗死,母亲冠心病。

体征: 面部浮红, 语速快, 眨眼频繁, 眉头紧皱, 表情丰富, 手凉, 汗出; 舌嫩红胖, 舌苔白腻, 脉沉, 腹软。(二维码100)

处方: 附子泻心汤合黄芩汤。生甘草10g, 炙甘草10g, 制附片10g, 制大黄10g, 黄连5g, 黄芩10g, 白芍20g, 红枣20g。15剂, 服用5天停2天。

2019年11月25日二诊: 口腔溃疡、鼻衄消失, 乏力感缓解, 大便偏干, 但已无须服用排便药, 下午4~5点期间有心慌心悸, 进食后缓解, 白腻苔减少。

处方: 原方加肉桂5g。15剂, 隔天服用。

2019年12月16日三诊: 口腔溃疡、鼻衄偶发, 烘热汗出已无, 现已不服用激素药, 疲劳感依然, 四肢有僵硬感, 口淡乏味, 食欲可, 大便正常。

处方: 桂枝加龙骨牡蛎汤合真武汤合百合地黄汤。桂枝15g, 白芍15g, 龙骨15g, 牡蛎15g, 炙甘草15g, 干姜5g, 红枣20g, 制附片10g, 白术20g, 茯苓20g, 百合干30g, 生地黄30g。15剂, 服用5天停2天。

【黄师按语】

附子泻心汤是一张寒温共用的经典方, 在泻心汤中加入1味温热的炮附子, 功效就由清热泻火止血转变为通阳消痞止血。附子泻心汤适用于以心下痞、恶寒、精神萎靡、自汗为特征的寒热错杂的疾病。该案患者在绝经后肾阳虚衰的体质上出现了浮阳上越的面部浮红、口腔溃疡、鼻衄、焦虑烦躁等寒热虚实夹杂的表现, 先用附子泻心汤止血、除烦是对病，后用桂枝加龙骨牡蛎汤合真武汤为调体。附子泻心汤合用黄芩汤加强了清热止血之功效，且芍药能通便，红枣改善药物口感。

附子泻心汤的煎服方法值得关注，我一般参照仲景原文，用沸水200mL浸泡大黄、黄连、黄芩，附子另煎汁兑服，或采用久煎的附子汁泡服大黄、黄连、黄芩。三黄的药物剂量不宜过大，浸泡时间也不宜过久，以免苦寒泄下伤及阳气。我也常在此方中加入干姜、炙甘草，这也就是我的常用验方：三黄四逆汤。

110.临证实践——反复糜烂出血的左鼻道案

张某，女，40岁。身高162cm，体重51kg。2019年5月10日初诊。

病史：近1年来无明显诱因下出现左鼻道反复出血，自觉鼻血沿咽后壁流下，量大时从鼻孔涌出，省市级医院五官科检查提示左鼻道黏膜充血糜烂，诊断为鼻出血、变应性鼻炎。抗过敏、止血药物内服、填充止血、电凝止血术等治疗均无效，平素鼻咽部干燥感明显，怕冷，寒冷刺激后容易起荨麻疹。半个月前服用其他中医的疏肝理气、活血化瘀中药2周后，出现腹泻、月经推迟现象，且鼻出血频繁，隔日发作，在朋友推荐下来求方。

体征：体型中等，面黄颧红，倦容，有眼袋；舌暗红胖，舌苔薄白，手冷，脉细；左鼻道鼻中隔黏膜渗血糜烂，腹部柔软，腹力偏低。（二维码101）

二维码101　扫码看舌象

处方: 附子泻心汤。黑顺片10g, 熟大黄10g, 黄芩10g, 黄连5g。7剂。1000mL水煎煮制附子30分钟以上, 取300mL汤液, 浸泡其余3药15分钟, 去渣, 分2次温服。

2019年5月17日二诊: 服药第2天血止, 1周未出鼻血, 鼻咽部干燥感基本消失, 左侧鼻中隔黏膜充血糜烂状态减轻。

处方: 原方7剂, 服法同上。

服药后持续2个月左侧鼻道未出血, 张女士开心地带着锦旗来致谢。

【临证体会】

此案第一感觉是热性出血的泻心汤证: 鼻衄, 鲜红色出血, 黏膜糜烂充血, 两颧浮红。然而有一些与之相反的表现: 贫血貌、手冷、畏寒、神情略萎靡、服用苦寒药后出现腹泻和闭经、寒冷刺激后荨麻疹发作、舌脉诊等, 我断为寒热错杂(上热下寒)、虚体热病状态, 是附子泻心汤证。

因患者服寒冷药物后有腹泻, 故选用制大黄; 因患者出血量大且颜色鲜红(患者就诊时给我看鼻血纸巾照片), 鼻黏膜充血糜烂清晰可见, 所以加大黄芩用量。

反思此案, 可在处方中加入甘草、干姜, 因为患者有鼻咽部干燥的自觉症状, 符合《伤寒论》甘草干姜汤条文描述"咽中干"证。黄师在《黄煌经方使用手册》(第4版)附子泻心汤加减中提到便溏, 舌胖大, 加干姜10g, 甘草5g。

十一、芍药类方

111.跟师抄方——习惯性便秘案

迟某，男，64岁。身高170cm，体重55kg。2020年5月12日初诊。

病史：便秘10年。排便困难近10年，大便呈干粒状，便后脱肛，大便一干则易尿血，下肢受凉后易抽筋，久站则胁肋部不适，多梦早醒，怕风怕冷。

既往史：糖尿病，胆囊结石手术，前列腺结石，慢性膀胱炎。

体征：体瘦面黄，憔悴倦容，头发稀疏，眼睑淡；舌暗淡，中裂纹，脉空大，重按无力；扁平腹，腹直肌拘急。（二维码102）

二维码102 扫码看腹部、舌象特征

处方：芍药甘草汤。生白芍60g，炙甘草15g。7剂。黄师嘱咐多食猪皮。

2020年6月2日二诊：服用后每天大便通畅，停药后有尿血现象。患者为中药的有效与便宜（药费仅为30元）惊叹不已。

处方：生白芍80g，炙甘草20g。30剂。

2020年9月1日三诊：大便通畅，尿血、下肢抽搐现象均消失。患者诉去年开始因担心血糖升高而严格控制饮食，体重下降明显，舌质暗淡, 舌下静脉充盈, 脉空大, 重按无力。

处方: 新加汤、芍药甘草汤各25剂。两方隔日交替服用。

新加汤: 桂枝10g, 肉桂5g, 生白芍30g, 炙甘草10g, 干姜5g, 红枣15g, 生晒参10g。25剂。

芍药甘草汤: 生白芍70g, 炙甘草20g。25剂。

【黄师按语】

芍药甘草汤具有止腹痛、解挛急、通大便的功效。《伤寒论》原文中芍药与甘草用量比例为1:1, 根据后世医家的医案记载及我的临床经验, 最高可以达到12:1。能否大量使用芍药, 关键是否有便秘。芍药甘草汤在《伤寒论》中主治"脚挛急", 其卓越的疗效得到后世医家的反复验证, 故其别名为"去杖方"。现代研究证明, 芍药甘草汤能治疗各种骨骼肌、平滑肌痉挛性疾病, 其现代临床应用已扩展为治疗身体各部位的挛急性疾病。本案使用芍药甘草汤的抓手, 是腹直肌拘挛及便秘。芍药甘草汤对病, 新加汤则为调体。

112.临证实践——左眼抽动2个月案

吴某, 女, 57岁。身高162cm, 体重65kg。2020年11月20日初诊。

病史: 左眼肌抽动反复发作2个月, 近日加剧, 平素容易紧张, 多思虑, 担心左侧面瘫, 心理压力大, 睡眠差, 神经内科检查无异常, 服用弥可保等药物无效, 二便、饮食正常。

体征: 体型中等, 手冷, 舌红, 苔薄, 脉弦, 腹肌紧张。

处方: 芍药甘草汤合甘麦大枣汤。生白芍30g, 生甘草10g, 红枣20g, 淮小麦50g。7剂。

2020年11月27日二诊: 服药第3天, 眼圈周围的痉挛感明显减轻, 睡眠改善, 服药1周, 眼部抽动消失。守方7剂。

二维码103 扫码看舌象及病历

患者1月后带家人就诊, 反馈眼部抽动未反复。

(二维码103)

【临证体会】

芍药甘草汤是《伤寒论》方, 主治"脚挛急", 是治疗下肢软弱无力的一张经典方, 故而又被称为"去杖方"。黄师认为在临床中把握此方的重点是"挛急", 不必拘泥于部位用词"脚"。"挛急"是指肌肉痉挛紧缩, 而挛急的部位可以延伸至全身各处的骨骼肌、平滑肌。此案的眼部抽搐现象为眼轮匝肌痉挛, 用芍药甘草汤有效。

为什么用甘麦大枣汤? 此案阵发性痉挛与情绪相关。甘麦大枣汤既适合情绪焦虑的女性, 也适合以抽搐、肌肉痉挛为表现的疾病, 如面肌痉挛、抽动症……

芍药甘草汤缓解肌肉的痉挛, 甘麦大枣汤缓解情绪的焦虑, 两方合用, 对病、调神功效显著。

113.跟师抄方——性接触后出血案

赵某, 女, 27岁。身高164cm, 体重66kg。2020年6月16日初诊。

病史: 性生活后阴道出血数月。患者因胚胎着床位置不佳导致胎停, 于今年3月行剖宫手术。近期反复出现性生活后第2天阴道出血现象，颜色暗红；月经周期37天，经期3天，量少，经前乳胀，痛经；伴有失眠，入睡困难，脚癣瘙痒，偶有便血。

体征：形体壮实，单眼皮，小眼睛，表情不丰，头发浓密油腻，眼睑红；舌红，苔薄，舌下静脉充盈瘀紫，腹肌紧张，双侧胁下抵抗。

二维码104 扫码看舌象及黄煌教授病历手迹

处方：黄芩汤。黄芩15g，生白芍15g，炙甘草5g，红枣20g。15剂，服3天停2天。

2020年7月14日二诊：服药后性接触出血未发作，月经量明显增加，经期7天，经色鲜红，有血块，痛经未发作。

原方15剂，每周服用2剂。（二维码104）

【黄师按语】

黄芩汤具有清热止血作用，尤其适用于热性体质的女性出现生殖道异常出血的各类疾病。本案患者头面部黏膜充血与阴道黏膜接触性出血均属于伏热在里的表现。舌下静脉充盈瘀紫，除了常见的瘀血病因外，还应注意因热致瘀。治疗当以清热为主，热除则瘀去。黄芩汤内有芍药甘草汤，能止痛，适用于肌肉紧张的痛经。

114.临证实践1——"冷痛"的膝关节案

吕某，男，66岁。身高170cm，体重72kg。2019年12月6日初诊。

病史：右侧膝关节疼痛2个月。近10年来，因工作劳损导致右侧膝关节内侧疼痛，多在天气转冷、行走过多、下楼梯时疼痛加剧；伴关节拘紧，活动功能受限。诊断为膝关节退行性病变，内服外用止痛药、肌注玻璃酸钠效果不明显，平时需戴着厚实的护膝，食欲、睡眠好，便秘。有高血压病多年，时有头疼头晕，服用多种降压药物，血压控制不佳，日常血压150~180/100mmHg。

既往史：冠心病支架植入术后，心律失常。

体征：体型中等偏壮实，头面红油，眼睑红；舌红，边剥苔，脉沉；腹壁脂肪厚，腹力中等。

处方：黄芩汤合泻心汤加黄柏。黄芩18g，芍药30g，甘草10g，红枣20g，黄柏15g，黄连5g，制大黄10g。7剂。

2019年12月27日二诊：服药后疼痛大减，且膝关节受凉后无拘挛抽筋现象，自行停药，近日因气温骤降后复发再次求诊。

原方7剂。

2020年1月3日三诊：疼痛减轻明显，大便通畅无便秘，血压偏高。

二维码105　扫码看眼睑及舌象

原方7剂。（二维码105）

115.临证实践2——"宫寒"痛经案

白某，女，35岁。身高160cm，体重50kg。2019年12月29日初诊。

病史：痛经多年。5年前人流术后出现痛经，每月发作，从经前开始疼痛持续十余天，伴浑身发冷，省妇幼保健院诊断子宫腺肌症，初起用热水袋热敷能缓解，后逐渐无效，服用止痛药、祛"宫寒"中药均无改善,有口气,易便秘。来诊时恰逢经期第一天,疼痛剧烈。

既往史:盆腔炎,卵巢囊肿,青光眼,痔疮。

体征:体型中等偏瘦,皮肤白,面色青白,眼睑红,唇舌红,双手厥冷,脉弦紧,腹肌紧张。

处方:黄芩汤。黄芩20g,白芍30g,赤芍15g,生甘草10g,红枣20g。7剂。

2020年1月5日二诊:服药第3天起疼痛缓解,后逐渐消失。

守方7剂,1剂分2天服用。

嘱患者采用月经前一周正常服药、月经后服半量的方法,持续服用至3月中旬。痛经程度轻微,不再服用止痛药,疼痛时间减少至2~3天。后担心子宫腺肌症可能导致不孕,患者在省妇保医院行手术治疗。

二维码106 扫码看"方人"特征及病历

(二维码106)

【临证体会】

黄芩汤适用于以腹痛、下利、出血而脉数为特征的疾病。黄师常用于妇科的痛经、子宫出血,以及腹部盆腔恶性肿瘤。

此方的适用人群有着鲜明的特征,以体型中等、肌肉坚紧、皮肤白皙、唇舌鲜红、眼睛明亮、食欲旺盛的年轻女性为多。她们大便易腹泻,或黏臭,或肛门灼热,或痔疮出血,黄师用"肠热""伏热"来概括其病理特性。

八纲辨证为中医辨证的基本纲领,教科书上寒热鉴别方法泾渭分明,但临床表现却繁杂无序,寒热难辨,一不小心则易犯南辕北辙之误,如痛经医案中前医以"宫寒"论治。

从临床症状来看,笔者两则医案表现都不是一派热象,反而以寒象表现更为突出:关节疼痛案中,膝关节在受凉时发病,且日常需护膝、热熨缓解;痛经案中,其疼痛则浑身发冷,热敷后缓解等。临床寒热之辨实属不易。对"真热假寒"的辨证,黄师曾言:"热深厥深,里热越重,则外部厥冷的假象更甚,这就是真热假寒。"

黄芩汤能治"热痹",关节肿痛明显加黄柏,伴有血压高、便秘者合用泻心汤,如此加减合方,都是遵循黄师的临证经验。

十二、地黄类方

116.跟师抄方——下楼梯腿软的糖尿病案

范某,男,45岁。身高168cm,体重72kg。2017年7月19日初诊。

病史:糖尿病3年余,下肢乏力,下楼时双腿发软尤甚,局部怕冷,膝盖痛;食欲好,有尿等待现象。

既往史:高血压病。

体征:脸暗黑,眼圈暗,眼结膜充血,唇暗,舌淡红,舌胖大,下肢皮肤干燥浮肿,血压130/90mmHg。

处方:怀牛膝30g,车前子15g,制附片10g,肉桂10g,生地黄30g,山萸肉20g,茯苓20g,山药20g,牡丹皮15g,泽泻20g,川石斛20g。15剂,服用5天停2天。

2017年8月30日二诊：服药至今改善明显，下肢冷感消失，双腿行走有力，性功能改善，暗黑的脸色好转，空腹血糖7~8mmol/L。

原方20剂，服用5天停2天。

【黄师按语】

肾气丸适用于糖尿病中后期的并发症治疗，如糖尿病肾病小便无力或尿失禁、尿量多、尿色清者；或糖尿病皮肤病见局部发热、瘙痒、苔藓化者，或溃疡久不愈合、色暗肉僵者；或糖尿病排尿障碍及阳痿等。

肾气丸人多见消瘦憔悴，面色偏黑或面红如妆，皮肤干燥松弛，下腹壁软弱松弛，按压如棉花，无抵抗感，易疲劳；常腰痛，足膝酸软无力，下半身发冷麻木，或有浮肿；舌嫩胖大满口，或嫩红，或暗淡，或无苔；脉象弦硬而空大，轻按即得。

本方加入车前子、怀牛膝即为济生肾气丸，有调节膀胱内压力、改善糖尿病代谢及神经功能等作用，能改善糖尿病患者的排尿障碍、性欲减退、阳痿、起立眩晕、腹泻、便秘等症状。

本方宜常服，能改善体质，减轻糖尿病慢性并发症。临床汤剂取效后，可改用丸剂，以利于患者长期服用。

117.临证实践——疲惫漏尿的糖尿病案

郑某，男，79岁。身高160cm，体重55kg。2020年10月15日初诊。

病史：糖尿病25年，小便失常1年余。患者已服用多种降糖药物，但血糖控制一般，空腹血糖7~9mmol/L，糖化血红蛋白7.2%。

近一年多来出现小便异常,尿频、尿等待,有漏尿现象,夜尿频繁、一夜3~5次,伴腰酸乏力,便秘。自觉比常人更怕冷,就诊时已穿棉裤(陪诊老伴穿短袖)。食欲差,易反酸,咽喉异物感,牙齿脱落多。

既往史:高血压,前列腺增生,冠状动脉粥样硬化。

体征:体型中等偏瘦,面色暗,频繁清嗓子,眼睑淡,手冷;舌质淡红嫩胖,舌中裂纹,舌边白腻,脉弦大硬;上腹部腹力中等,脐下腹力偏弱。(二维码107)

二维码107 扫码看"方人"特征

处方:黄连汤、肾气丸各7剂。交替服用。

黄连汤:黄连5g,肉桂10g,姜半夏10g,党参15g,红枣15g,甘草5g,干姜5g。

肾气丸:黑顺片5g,肉桂5g,生地黄25g,山茱萸15g,山药15g,茯苓10g,牡丹皮10g,泽泻10g。自备黄酒30mL入煎。

2020年10月29日二诊:服药后食欲开,大便通畅,腰酸乏力减轻,自觉舌中裂纹变小。

处方:原两方各7剂再服,煎服方法如前。

2020年11月12日三诊:食欲恢复正常,咽部异物感消失,就诊时无清嗓子。

处方:肾气丸14剂,煎服方法如前。

2020年11月26日四诊:复查空腹血糖5.2mmol/L,餐后血糖7.8mmol/L;夜尿减少、仅为1次,白天尿失禁现象消失,自觉能憋住尿了; 食欲好, 无反酸。

处方: 肾气丸14剂, 1剂分2天服用。

2020年12月24日五诊: 复查空腹血糖5.2mmol/L, 糖化血红蛋白5.9%。体重上升1kg, 精力饮食宛若常人, 二便正常, 自动要求续服前方。

处方: 肾气丸14剂, 1剂分2天服用。

【临证体会】

糖尿病常用经方有石膏类方的白虎汤、白虎加人参汤; 黄连类方的黄连汤、葛根芩连汤; 桂枝类方的新加汤、桂枝茯苓丸; 地黄类方的肾气丸、济生肾气丸; 黄芪类方的黄芪桂枝五物等。具体到临床的个体应开具哪一张方? 这就需要用黄师的"方人相应"来做鉴别。如本案患者体瘦面暗、疲乏怕冷、腰酸、小便不利、舌脉及腹证表现, 提示为肾气丸人。

笔者将肾气丸应用于糖尿病治疗的方法, 是学用黄师的经验, 更得益于日本汉方家藤平健先生的启发, 他在《汉方选用医典》中曾言: "对于虚证糖尿病, 一听到糖尿病就要联想到八味丸❶。"如何界定虚证? 书中有详细阐述: "有自觉症状为夜尿次数多、腰部以下有脱离感、膝盖有无力不稳定感, 有些人常常容易跌倒、肩部凝结、轻度头晕、精力减退等。"

黄师在临证带教中反复强调肾气丸腹诊的重要性, 他认为"少腹不仁"是肾气丸的重要用方依据。藤平健先生也重视腹诊: "最紧要的是要比较脐上下部位的腹部弹性, 下腹部有很大的软弱感, 叫

❶ 八味丸即八味肾气丸, 是日本汉方界的统一称呼。

作脐下不仁，这是决定使用的最重要的目标。"

本案患者血糖控制不佳伴有胃轻瘫并发症（食欲差、反酸等），故用黄连汤促进胃肠道动力；三诊胃气来复，遂停服。肾气丸中生地黄易滋腻碍胃，食欲不佳者慎用，笔者常采用煎煮时加入少量黄酒的方法来减少此副作用。

118.跟师抄方——银屑病案

陈某，女，79岁。身高153cm，体重67kg。2020年5月13日复诊。

病史：患者自述在持续服用枸杞、红花、锁阳药酒2年后，于2014年12月起，四肢、臀部皮肤出现红色皮损、瘙痒脱屑，经皮肤科确诊为银屑病，多方求治乏效而于2016年年底求诊黄师。当时皮损颜色鲜红，局部增厚且皲裂出血；皮肤刺痛、瘙痒，夜间尤为明显，患者自觉皮损处有肿胀感；平素易汗，左膝关节变形，双下肢浮肿。黄师先后予以猪苓汤、越婢加术汤、荆防大柴胡汤合桂枝茯苓丸汤、黄连解毒汤加减等方，疗效欠佳；后服用犀角地黄汤合黄连解毒汤，瘙痒控制，皮损变薄、变淡。2017年5月，患者因阳光暴晒后再暴发，皮肤红痒、灼热且脱屑多，黄师予以犀角地黄汤合黄芩汤合大黄䗪虫丸后，病情得到控制。近日因感冒后腹部及胫骨前缘、外侧皮肤红痒脱屑，局部皮温高，瘙痒剧烈，影响睡眠。

既往史：肾盂肾炎，脂肪肝，胆囊结石，子宫肌瘤切除术，虹膜炎。

体征：体型中等，头发花白，面部潮红，语速快，眼睛有神，唇暗红；舌红，苔黄薄腻，脉滑数；腹力中等，脐跳。

处方：犀角地黄汤合桂枝茯苓丸加水蛭、䗪虫。桂枝15g，茯苓15g，赤芍15g，牡丹皮15g，桃仁15g，水牛角30g（先煎），水蛭15g，䗪虫10g，生地黄20g，红枣20g。20剂，服用5天停2天。

2020年8月26日二诊：服药后瘙痒减轻，皮损变薄，脱屑明显减少。

处方：原方20剂，服用5天停2天。

2020年9月14日三诊：右手手肘皮肤发红瘙痒，多汗，大便干结，空腹血糖7.66mmol/L。尿常规：隐血（+），白细胞（+++），尿蛋白（++）。

二维码108 扫码看皮疹对比

处方：犀角地黄汤合桂枝茯苓丸合四味健步汤加黄芩。桂枝15g，茯苓15g，牡丹皮15g，赤芍15g，桃仁15g，川石斛30g，怀牛膝30g，丹参15g，黄芩15g，熟地黄20g，水牛角15g。15剂，服用5天停2天。

（二维码108）

【黄师按语】

该患者自2014年治疗至今，皮疹反复发作，均以犀角地黄汤合桂枝茯苓丸为主的治疗方案，使顽疾得以控制。犀角地黄汤是传统的清热凉血剂，具有凉血散瘀、清热解毒、养阴止血的功效，适用于血热型体质人群。本案患者虽已年高八旬，但其眼神、语速、舌脉、腹诊等体征，以及皮疹表现均提示为血热。犀角地黄汤不仅适用于银屑病，而且还可以用于红皮病、剥脱性皮炎、特应性皮炎、结节性红斑等多种皮肤科疾病，只要符合血热体质，以皮肤红、干燥、脱屑、局部热为表现,均可用之。

本案皮损暗红且干燥起鳞屑,为"肌肤甲错"证,我大多合用桂枝茯苓丸。

119.临证实践——红热脱屑的银屑病案

郭某,男,18岁。身高177cm,体重85kg。2020年8月14日初诊。

病史:银屑病6年。皮疹以四肢伸侧、头皮部位多发,形状为大小不一的红斑,周围有炎性红晕,局部浸润增厚,表面覆盖白色鳞屑,皮损局部红热、瘙痒、脱屑,皮肤科治疗无效;食欲旺盛,大便溏黏,怕热多汗,喜食冷饮,易牙龈出血。患儿家境良好,自幼大量食用牛奶、牛肉及甜食。

体征:形体壮实,眉发浓密,皮肤白皙,唇红,牙龈充血,眼睑充血;舌红,苔薄黄,脉滑数有力,腹直肌紧张。

处方:犀角地黄汤合桂枝茯苓丸合黄连解毒汤。水牛角50g(先煎),生地黄30g,牡丹皮15g,黄连10g,黄芩15g,黄柏15g,栀子10g,赤芍药15g,桂枝15g,茯苓15g,桃仁15g,制大黄15g,生白芍15g。14剂。

2020年9月4日二诊:服药后局部皮损红肿瘙痒减轻,脱屑减少,大便增多。

处方:原方14剂。

2020年9月30日三诊:皮损持续好转,瘙痒减轻,皮损变薄,脱屑减少。

处方：原方14剂。服用5天停2天。

患者持续服用至2020年12月底，皮损无新发，原有红、肿、痒、脱屑的皮疹基本褪去，仅剩皮肤色素沉着。（二维码109）

二维码109　扫码看"方人"特征及皮疹对比

【临证体会】

犀角地黄汤具有清热散瘀、清热解毒、养阴止血的功效，适用于热毒炽盛、迫血妄行导致的吐血、衄血、便血、尿血，以及皮肤组织出血。

黄师医案患者有持续2年服用温阳药酒经历，本案患者自幼年起食用高热量、高蛋白食物史，均可导致内热，并诱发皮肤病变。笔者医案的患者皮肤白皙、毛发旺盛、怕热易汗、贪凉饮冷、唇睑舌咽黏膜充血、皮疹红热干燥脱屑、舌脉等表现，均为血热充斥内外。

犀角地黄汤的临证加减，笔者遵循黄师用方经验，用水牛角替代犀角；对于热性体质明显的患者，多加黄芩、生甘草，寓含黄芩汤以加强清伏热功效；对于临床皮疹增厚脱屑明显，肌肤甲错者，多合用桂枝茯苓丸以活血祛瘀；若伴有牙龈出血、或鼻衄、便秘者，多加黄芩、生大黄，寓含泻心汤清热止血。

120.跟师抄方——崩漏案

王某，女，29岁。身高165cm，体重58kg。2019年12月16日初诊。

病史：月经淋漓不尽3个月。患者自9月起，连续3个月出现月经淋漓不尽，经期持续十余天，末次月经12月6日，至今未净，白带清稀偏多。妇科超声提示：盆腔积液，左侧附件不均匀回声包块；血常规检测：血红蛋白83g/L。平素月经周期28天，有血块，经前乳房胀痛，食欲睡眠正常。

既往史：乳腺增生，宫颈炎，缺铁性贫血。

体征：体型中等，长方脸，面色偏黄，眼圈暗，眼睑淡红，面颊及下巴部位痤疮细小，无脓头；舌淡润，边齿痕，脉细，腹软无压痛。

处方：芎归胶艾汤。当归10g，川芎15g，生地黄20g，艾叶10g，阿胶10g，生白芍10g。10剂，血止后隔天服用。

2020年1月13日二诊：服药后月经止。末次月经2020年1月3日，经行10天止，自觉此次月经有自行停止的趋势；大便不成形，腿部怕冷明显。

处方：原方去阿胶，加仙鹤草20g，墨旱莲20g。15剂，隔天服。

2020年5月电话回访，月经规律，经期7天，贫血指标复查有改善。（二维码110）

二维码110 扫码看黄煌教授病历手迹

【黄师按语】

根据日本一项随机对照研究发现，芎归胶艾汤可以显著缩短子宫出血时间，对于体质偏虚寒的先兆流产出血、功能性子宫出血患者疗效显著。本案月经淋漓不尽、贫血、舌脉等表现为芎归胶艾汤证。因患有乳腺增生、附件包块等病史，故血止后去阿胶；加用收敛止血、补虚功效的仙鹤草、墨旱莲，两药配伍可用于治疗阴虚内热、血热妄行之尿血、崩漏等多种出血症。

121.临证实践——漏下不止的功能性子宫出血案

王某，女，48岁。身高164cm，体重82kg。2020年12月25日初诊。

病史：月经淋漓不净10天。既往有月经不规则，末次月经12月16日，淋漓不尽至今，经量少，色暗淡。妇科B超检查无异常，诊断为功能性出血。伴睡眠差，易早醒，易疲劳困倦，怕冷汗少，小腹部下坠感，耳鸣偶作，大便偏黏。

既往史：脂肪肝，高血脂，宫颈糜烂，纳氏囊肿，卵巢囊肿。

二维码111 扫码看舌象

体征：体型肥胖，贫血貌，地图舌，舌胖大水滑，脉沉滑，腹皮黄软。（二维码111）

处方：温胆汤加当归、川芎。陈皮15g，茯苓20g，姜半夏15g，枳壳15g，生姜15g，竹茹10g，红枣20g，当归10g，川芎15g。7剂。

2021年1月8日二诊：睡眠好转，但月经依然淋漓不尽、量少，脉沉。

处方：芎归胶艾汤。当归10g，川芎15g，阿胶珠8g，艾叶炭10g，生地黄20g，甘草10g，赤芍15g。7剂。

2021年1月15日三诊：服用药物第3天后，血量减少明显，渐停。近日疲倦感明显，大便不成形，舌胖大，剥苔。

处方：当归芍药散。当归15g，川芎15g，赤芍10g，生白芍10g，茯苓20g，生白术15g，泽泻20g。14剂。

2021年2月19日四诊：末次月经2月13日，经期6天。地图舌减轻,疲倦感好转,面部斑点变淡,体重无增加。

处方:当归芍药散,14剂,服用5天停2天。

【临证体会】

在黄师的《黄煌经方使用手册》(第4版)中,芎归胶艾汤是一张用途广泛的止血方,不仅可以用于妇科妊娠出血、阴道不规则出血为表现的疾病,还可以用于血小板减少性紫癜、尿血、便血等身体其他部位的出血性疾病。笔者在妇科功能性出血、产后恶露不净等疾病中应用此方,只要属虚寒出血,用之皆有效。我发现这类出血时间长、量偏少、颜色偏暗淡,且大多有不同程度的贫血,类似当归芍药散的血虚水停特征。

日本汉方家汤本求真先生认为芎归胶艾汤中包含有芍药甘草汤,腹诊当有腹直肌挛急的特点。然而,笔者在临床腹诊中发现,芎归胶艾汤证大多腹部柔软,脐周或有压痛,而腹直肌挛急现象并不多见。

芎归胶艾汤与温经汤均出自《金匮要略·妇人杂病脉证并治》,都能治疗妇科出血性疾病,两者不同之处:第一,芎归胶艾汤中阿胶配伍大剂量的地黄,止血作用更强;温经汤中阿胶与人参、麦冬、甘草配伍,更适用于羸瘦、食欲差的虚弱体质。第二,方证抓手的切入点,芎归胶艾汤以"方病相应"为多,温经汤以"方人相应"为主。

本案初诊用温胆汤,是关注患者的情绪表现,而忽略了其月经淋漓不尽、疲倦怕冷、贫血貌的芎归胶艾汤证。

十三、石膏类方

122.跟师抄方——运动神经元病案

岳某, 男, 64岁。2020年7月27日初诊。

病史: 言语不清、左上肢无力3年余。2017年出现言语不清、肢体乏力现象; 2019年江苏省中医院诊断为运动神经元病, 延髓进行性退化? 住院治疗乏效, 四肢乏力逐渐加重, 遂行走不便; 吞咽不利, 进食易呛咳; 闻异味则咳嗽, 白色黏液痰多; 脾气暴躁, 胸闷易烦, "说不出话便发脾气"; 睡眠质量差, 多梦早醒; 二便正常, 易感冒, 无盗汗, 发病2年来体重下降10kg。

体征: 面黄体瘦, 表情僵硬, 嘴唇薄暗; 舌体瘦嫩轻颤, 舌肌略萎缩, 裂纹舌, 脉数102次/分; 扁平腹, 腹直肌薄, 脐跳明显。

处方: 柴胡加龙骨牡蛎汤、竹叶石膏汤各10剂。交替服用。

柴胡加龙骨牡蛎汤: 柴胡15g, 黄芩10g, 姜半夏10g, 生晒参10g, 桂枝10g, 茯苓15g, 制大黄5g, 生龙骨15g, 煅牡蛎15g, 炙甘草10g, 干姜3g, 红枣20g, 生石膏20g。

竹叶石膏汤: 淡竹叶20g, 麦冬30g, 生晒参10g, 姜半夏10g, 炙甘草5g, 生石膏30g。

2020年9月7日二诊: 服药后体重不降有升, 食欲开, 气色好转, 舌体颤抖减轻。

处方: 柴胡加龙骨牡蛎汤原方; 竹叶石膏汤中麦冬增加至50g。两方各15剂, 交替服用。

2020年10月12日三诊: 语言能力有恢复, 能正常交流, 言语渐清晰, 语速偏慢; 日常走路6000~8000步, 体重稳定, 小有上升。

处方: 原方各20剂, 交替服用。

2020年11月16日四诊: 言语较前流利, 咳呛好转。现双腿乏力, 遇冷则下肢易僵硬。

处方: 原方各20剂, 交替服用。

2020年12月21日五诊: 言语艰涩改善明显, 体重稳定; 入冬后下肢僵硬明显, 上下楼梯左下肢跛行, 走路变慢; 记忆力下降, 江苏省中医院怀疑 "延髓进行性退化" 检查后未予确诊, 大便通畅。舌体颤抖消失, 腹部脐跳明显, 肠鸣音明显。

处方: 原方各20剂, 交替服用。

2021年4月26日六诊: 气色佳, 每日步行5000步, 能开车, 食欲及二便正常。夜间偶有胸闷气短, 腹软脐跳, 心下轻度振水音。

二维码112 扫码看舌象及黄煌教授病历手迹

处方: 原方各20剂, 交替服用。(二维码112)

【黄师按语】

运动神经元病 (MND) 是一种罕见病, 也叫肌萎缩侧索硬化 (ALS), 是上运动神经元和下运动神经元损伤之后, 导致包括球部 (指延髓支配的这部分肌肉)、四肢、躯干、胸腹部的肌肉逐渐无力和萎缩。疾病早期症状轻微, 患者可能只是感到有一些无力、容易疲劳、肌肉跳动等症状, 逐渐进展为全身肌肉萎缩和吞咽困难, 最后产生呼吸衰竭。因此也被俗称为"渐冻病",物理学家霍金生前即患此病。目前运动神经元病的治疗缺乏有效手段,大多以支持疗法为多。

根据我这些年的临床经验,竹叶石膏汤与柴胡加龙骨牡蛎汤是对运动神经元病有效的两张经方。

竹叶石膏汤是传统的清热养阴方,具有退虚热、增体重、止汗、止呕、止咳等功效。竹叶石膏汤经典原文:"伤寒解后,虚羸少气,气逆欲吐。"从条文分析,"伤寒解后"为温病后期、恢复期阶段,出现了机体消瘦的"虚羸"、呼吸功能衰竭的呼吸短促的"少气"、吞咽功能异常的呛咳等表现的"气逆欲吐"。本案患者体重下降、言语不利、进食困难、易呛咳、舌体萎缩颤抖等为竹叶石膏汤证。

从运动神经元病理分型表现来分析,竹叶石膏汤适用于以肌肉力量下降、肌肉萎缩或肌肉跳动(称"肌束震颤")为异常表现的下运动神经元(LMN)病。柴胡加龙骨牡蛎汤更适用于上运动神经元(UMN)病,临床表现以肌肉紧张和僵直、动作异常等为特征,这些表现就是柴胡加龙骨牡蛎汤的典型方证:"一身尽重,不可转侧。"

本案患者病因不明,病理类型未明确,临床表现兼夹,故采用两方交替分服。本案的短期疗效尚可,远期功效有待观察。

123.临证实践——消瘦、食欲不振的慢性咳嗽案

邵某,女,78岁。身高160cm,体重48.5kg。2020年10月3日初诊。

病史：咳嗽3个月。肺功能检查提示轻度阻塞性肺通气功能障碍，CT检查提示两侧支气管病变、肺气肿，诊断为慢性阻塞性肺病。现阵发性咳嗽，夜间明显，咳痰少，咽喉部白黏痰难出；腹胀，便意少，大便溏稀解不尽；口干舌燥，食欲不振，体重下降，平素易感冒。

体征：身体消瘦，面色萎黄，唇暗；舌绛红，光剥无苔，舌面干，脉弱。

处方：竹叶石膏汤。淡竹叶20g，石膏20g，甘草10g，麦冬50g，姜半夏10g，人参15g，粳米20g。14剂。米熟汤成，分3次服用。

2020年10月17日二诊：咳嗽大减，白黏痰，腹胀轻微，食欲好，绛红舌渐淡，薄苔渐长，反馈中药味甘淡、好喝。原方14剂。

2021年5月21日跟诊学生在街头偶遇患者，见其面色红润精神好。患者自述二诊后即痊愈，食欲正常，无咳嗽，体力恢复如常，天天奔波在田间山头。（二维码113）

二维码113　扫码看"方人"特征及舌象

【临证体会】

本案患者形体消瘦、阵发性咳嗽、口干舌燥、食欲下降、光剥无苔的绛红舌、虚弱脉，均为气阴两伤、余热未尽的竹叶石膏汤证。服药2周后症状大减，舌苔渐现。竹叶石膏汤的煎服法，我多学用黄师，要求患者自煎，煎煮时放入粳米少许，药汁分3次服用。粳米在此方中的作用不容忽视，粳米煮化后的黏稠米汤是滋养脾胃的水谷精微。另外，根据现代研究发现，粳米与石膏同煮，有助于石膏煎煮后的微细颗粒物的摄取,增加汤液中无机元素的含量。

炙甘草汤也常适用于身体羸瘦、皮肤干枯的慢性疾病后期的虚弱体质调理,但炙甘草汤以心悸为主症,脉象有其特异性,以弱脉为表现的"结代"脉多见。炙甘草汤中大剂量的生地黄、麦冬,有滋腻碍胃、滑肠腹泻之弊,故多用于食欲好、易便秘的患者。

124.跟师抄方——脑部发育迟缓儿案

王某,男,8岁。身高131cm,体重25kg。2020年1月6日初诊。

病史:脑部发育迟缓。足月剖宫产儿第7天接种疫苗后,反复出现抽搐惊厥,核磁共振检查无异常,诊断不明,服用德巴金至9个月后停药。现患儿发育迟缓,时有惊厥发作,上课坐不住,注意力不集中,课堂上大喊大叫,影响课堂秩序;语言表述及读写能力差,仅能简单对话,或模仿老师重复说话;学习能力差,无法独立思考,识字量少;挑食,经常敲打头部,睡眠差,盗汗,尿频,便秘,性急躁,易怒易惊。

体征:体型中等,挤眉弄眼,就诊时好动,皮肤白皙,唇红,舌嫩红,苔薄。

处方:风引汤。桂枝10g,生甘草10g,生龙骨20g,煅牡蛎20g,生石膏20g,滑石20g,寒水石20g,紫石英20g,赤石脂20g,制大黄5g,干姜5g。15剂。服时冲麦芽糖1匙,1剂服2~3天。

2020年4月8日二诊:持续服用风引汤近3个月,患儿的语言表达、文字书写能力均有提高,能看电影并对剧情有所理解;记忆力差,10以内加减法困难;盗汗除,睡眠改善,但入夜害怕黑暗。服药期间因玩耍过度后诱发惊厥1次。

处方: 原方加炙龟板15g。30剂,1剂服用2天。

2020年12月23日三诊: 家长观察其语言表达有进步, 能书写稍微复杂的文字, 写字效率提高, 理解能力有进步, 能做简单的数学乘除法计算题, 孤僻行为有所改善。惊厥发作频率明显减少, 服药至今仅发作2次。尿频, 食欲一般, 便秘。

二维码114 扫码看舌象及黄煌教授病历手迹

处方: 原方20剂, 1剂服用3天。(二维码114)

【黄师按语】

风引汤是一张古代的热瘫痫病方, 是传统的清热息风、定惊安神方, 具有止抽搐、疗风瘫、治癫痫的功效, 适用于以抽搐、多汗、狂乱为特征的疾病。本案脑部发育迟缓儿的表现符合风引汤条文方后注中的"少小惊痫瘛疭"。"惊痫"即癫痫;"瘛疭"是手脚痉挛、口眼歪斜。这种表现多见于脑部器质性损害疾病。我用风引汤治疗小儿脑部发育不良、小儿脊髓胶质瘤、癫痫、多动症等, 能起到控制抽风发作、安定神经的疗效。从本案的短期来看, 风引汤还具有促进脑部发育的作用, 而具体的远期疗效还需要进一步观察, 以及更多医案疗效的数据支持。

125.临证实践——频繁发作的癫痫案

马某, 女, 64岁。身高160cm, 体重50kg。2020年10月4日初诊。

病史: 癫痫18年, 服用5种西药依然控制不佳, 平素1周内癫痫大发作数次，失神小发作频繁，经常出现跌倒现象，胃胀食欲差，有口气，大便干结、3～5日一解，夜尿多，腰酸背痛，咽喉有痰，睡眠差，易早醒，脾气暴躁，易激惹，怕热，喜饮冷，头面部汗多。

二维码115　扫码看"方人"特征

既往史：脑动脉瘤手术3年，高血压。

体征：中等身材，长脸，表情少，脸色黄暗，手掌红热，下肢静脉曲张；舌暗红，苔黄腻，脉弦；上腹部充实，胁下有抵抗，下腹部叩之鼓气，脐跳。（二维码115）

处方：柴胡加龙骨牡蛎汤合栀子厚朴汤加味。柴胡15g，黄芩15g，姜半夏15g，党参15g，红枣20g，甘草10g，干姜5g，龙骨20g，牡蛎20g，礞石20g，茯苓20g，桂枝15g，制大黄15g，栀子15g，枳实20g，厚朴30g，陈皮20g。7剂。

2020年10月11日二诊：服药后，病情控制无改善，1周内大发作2次，出现抽搐摔倒现象，大便干结，小腹部充实抵抗。

处方：风引汤合桃核承气汤。紫石英30g，赤石脂30g，滑石20g，石膏30g，寒水石30g，桂枝20g，甘草15g，龙骨20g，牡蛎20g，大黄15g，干姜15g，芒硝5g，桃仁15g。矿物类药物先煎，芒硝后下。14剂。

2020年10月25日三诊：服药半月内，未发生癫痫大发作，仅失神性小发作2次；大便通畅，患者自觉舒适。原方再服14剂。

2020年11月29日复诊：既往一周数次的癫痫大发作消失，偶有失神小发作，且持续时间及程度减轻。患者自行停用5种抗癫痫药物后，于11月16日癫痫再次大发作，神经内科处理后，服用西药妥泰及开普兰，小发作依然频繁；血压控制一般，150/95mmHg；情绪大，夜间噩梦，有谵语现象。舌暗红，苔黄，脉弦滑有力。

处方一：风引汤。紫石英30g，赤石脂30g，滑石20g，石膏30g，寒水石30g，桂枝20g，甘草15g，龙骨20g，牡蛎20g，大黄15g，干姜5g。7剂。

处方二：柴胡加龙骨牡蛎汤。柴胡15g，黄芩10g，姜半夏15g，党参10g，茯苓30g，桂枝15g，熟大黄5g，煅龙骨30g，煅牡蛎30g，干姜5g，红枣20g，煅青礞石30g。7剂。

处方三：甘麦大枣汤。甘草5g，淮小麦30g，红枣15g。14剂，煎水代茶饮。

风引汤与柴胡加龙骨牡蛎汤隔日交替服用，甘麦大枣汤每日代茶饮用。持续服用至2022年年底，病情控制良好，癫痫大小发作均未发作，大便通畅，情绪稳定，血压正常。

【临证体会】

风引汤是治疗癫痫病的专方。黄师在《黄煌经方使用手册》（第4版）"附录五：常见疾病用方经验提示"中对癫痫病的推荐用方就有风引汤。

黄师在临床发现，适用风引汤的患者体质多不虚弱，如本案癫痫患者其病史长达18年，但中气充足、语音大、喉咙响亮、脾气急躁、大便干燥等表现，属热性偏实的体质，适合使用大剂重镇安神、定惊清热作用的矿物类药材。本案患者持续服药2年之久，癫痫控制良好且无不适。

本案患者服5种药物，但癫痫依然发作频繁，且反复抽搐、跌倒,提示病情严重,正如风引汤条文表述的"日数十发,医所不疗"。患者有怕热、汗多、喜饮的石膏证;有口渴汗多、面部黄暗的"面垢"、谵语的白虎汤证;也有大便干结、食欲差、小腹部充实的大黄甘草汤证;还有烦躁、易激惹的桂甘龙牡汤证。综合分析,符合风引汤证。患者的长黄脸、表情严肃、腹肌紧张等体貌特征属于柴胡人的特质,同时伴有高血压、睡眠异常、噩梦、谵语、脐跳、便秘等柴胡加龙骨牡蛎汤证,故两方分服。风引汤控制癫痫发作,属对病;柴胡加龙骨牡蛎汤调理体质,减少复发,是对人;病体同调,疗效佳。甘麦大枣汤代茶饮,起安神养心、改善睡眠作用。

十四、干姜类方

126.跟师抄方——腹泻8个月的胃癌案

陈某,男,63岁。身高165cm,体重66kg。2020年5月19日初诊。

病史:慢性腹泻8个月。2019年10月因胃部恶性肿瘤行胃大部分切除伴胃十二指肠吻合术、胃D_2淋巴结清扫、肠粘连松解术、胆囊切除术,行化疗术后体重下降12.5kg,并出现进食则腹泻现象,一日数次,易流清涕及眼泪,晨起眼睛发红,性功能下降,小便少且无力,口淡无味,食欲差。

既往史:高血压,糖尿病,胆囊结石,前列腺增生,冠心病。

体征：体型中等，面色萎黄，唇暗有紫斑；舌暗胖大，舌下静脉瘀紫，脉沉无力；腹力中等偏弱，缺乏弹性，小腹部松软。（二维码116）

二维码116　扫码看"方人"特征及黄煌教授病历手迹

处方：附子理中汤加桂枝。炮附子15g（先煎30分钟），生晒参10g，白术20g，干姜10g，炙甘草5g，肉桂10g，桂枝10g。15剂，症减隔天服。

2020年6月9日二诊：大便先干后溏，每天2次；涕泪减少，食欲好转，饮食有滋味了，面色转佳有光泽。

处方：原方炙甘草加量至10g。15剂，隔天服用。

2020年9月22日三诊：大便溏，每天1次；体重增加4kg，现诉时有震颤，小便量少；舌胖嫩，边有瘀斑。15剂，隔天服用。

【黄师按语】

本案中的慢性腹泻、口淡无味、脸色晦暗是使用附子理中汤的指征，附子理中汤的脉多为沉、弱、缓脉；腹诊按压脐周的气海、关元穴周围大多松软无力。男性多伴有性功能障碍、小便不利等表现。

本案用桂枝的几个要点：小腹部松软、腹肌薄且缺乏弹性如板状、舌质暗淡。另外，晨起眼睛发红也为桂枝的气逆上冲证。

127.临证实践——胃癌化疗后呕吐腹泻案

华某，男，49岁。身高170cm，体重60kg。2020年12月12日初诊。

病史：患者因胃恶性肿瘤、肠系膜淋巴结继发恶性肿瘤于10月

7日行胃癌根治性切除术，后经化疗、内服抗肿瘤中药等治疗，出现恶心呕吐、腹泻、食欲差、体重下降、体位性头晕、飞蚊症、肠鸣矢气多等症状求诊。

体征：身体消瘦，黑眼圈，面色萎黄，眼睑淡，贫血貌；舌淡胖，苔白腻，脉大软；扁平腹，腹软，肠鸣音。

处方：附子理中汤。黑顺片10g（先煎），生晒参15g，干姜15g，生白术25g，炙甘草15g。7剂。

2020年12月19日二诊：服药后无恶心呕吐，无腹泻，自觉体力恢复，食欲略开，夜尿多，矢气多时易有大便失禁现象。

守方14剂，再服。

2021年1月2日三诊：第3次化疗后，服用苦寒抗肿瘤中药后再次出现食欲差，易恶心，肠鸣腹泻，腹部有包块，有口气，乏力，舌红，苔黄腻，脉细弱。

处方：黄连汤加黑顺片、乌梅、花椒。姜半夏15g，生姜10g，黄连5g，红枣20g，炙甘草15g，生晒参15g，黑顺片5g，肉桂5g，乌梅15g，花椒8g。7剂。

2021年1月9日四诊：腹泻止，腹部包块消失，面色暗，贫血倦容貌，手冷，脉细，体重下降。

处方：附子理中汤加味、薯蓣丸各7剂，交替服用。

附子理中汤加黄连、红参。干姜10g，红枣20g，炙甘草15g，黑顺片5g，肉桂10g，党参15g，黄连3g，红参20g。

薯蓣丸。山药50g，生晒参10g，白术10g，茯苓10g，炙甘草15g，当归10g，川芎10g，白芍10g，熟地黄15g，阿胶10g，桂枝

10g, 麦门冬15g, 柴胡10g, 防风10g, 杏仁10g, 桔梗10g, 白蔹10g, 神曲10g, 大豆黄卷10g, 干姜10g, 大枣30g。

二维码117 扫码看舌象对比与病历手迹

患者服用两方至2021年12月, 体力改善, 体重回升, 食欲正常, 偶有腹泻。(二维码117)

【临证体会】

附子理中汤为理中汤加附子而成, 出自《三因极一病证方论·卷二》, 有补虚回阳、温中散寒之效, 适用于小儿久泻不止, 脾肾阳虚, 不能温煦, 大便清稀, 完谷不化。

附子理中汤还具有回阳救逆的功效, 如郑钦安在《医理真传》中云: "非附子不能挽救欲绝之真阳, 非姜术不能培中宫之土气。" 黄师临证常将附子理中汤用于夏月暴饮冰冷、肿瘤手术及放化疗术后导致阳气受损、虚寒内盛而出现腹胀痛、腹泻、便血等危重病症, 此类患者大多面色萎黄、精神萎靡不振、舌体胖大多齿痕、舌苔白腻厚、脉沉弱无力。

2则胃癌患者都经历了手术及化疗, 为"大病差后"的状态, 若再用苦寒攻伐之药, 则如釜底抽薪, 危在旦夕。笔者医案患者2次化疗后, 服用苦寒的抗肿瘤药物均出现吐泻伤阳现象, 若救治不当, 则有亡阳虚脱之险。黄师常告诫我们, 在肿瘤治疗中盲目套用西医学的抗肿瘤、杀癌细胞的思维施治, 这与中医的辨证论治背道而驰, 我们应在中医整体观的理论指导下, 以扶正留人的治疗宗旨, 运用体质调理的优势, 辨证论治, 方为正道。

128.跟师抄方——昏沉乏力12年的鼻炎案

唐某，男，36岁。身高185cm，体重82kg。2020年5月18日初诊。

病史：过敏性鼻炎12年。建筑行业工人，近12年来鼻炎反复发作，每日喷嚏频繁，清涕流离，头部昏沉，身体困倦，导致思维能力下降，影响其正常工作，甚至性功能也有所下降；平素怕冷，容易紧张焦虑，口干，睡眠差。

体征：瘦高个，眉发浓密，眼睑红，脸色黄暗，嘴唇红厚，黑眼圈，手冷；舌苔厚腻略黄，脉沉，腹力中等。

处方：小青龙汤加石膏、龙骨、牡蛎、茯苓。炙麻黄5g，姜半夏10g，干姜5g，细辛5g，五味子5g，桂枝10g，生甘草10g，白芍15g，石膏30g，龙骨15g，煅牡蛎15g，茯苓15g。15剂。

2020年7月20日二诊：服药后喷嚏、清水涕明显减少，停药半月余，症状虽有反复，但程度较以往减轻，大便溏稀、2次/日；进食后胃部胀满不适，易反酸，心下振水音。

处方：小青龙汤去麻黄加茯苓、杏仁；《外台》茯苓饮加肉桂、甘草、砂仁。各15剂，交替服用。

小青龙汤去麻黄加茯苓、杏仁。姜半夏10g，干姜5g，细辛5g，五味子5g，桂枝10g，生甘草10g，白芍15g，茯苓15g，杏仁15g。

《外台》茯苓饮加肉桂、炙甘草、砂仁。陈皮30g，枳壳30g，干姜5g，党参15g，生白术15g，茯苓15g，炙甘草10g，肉桂10g，砂仁5g。

2021年1月25日三诊：近5个月来，服药期间效果明显，晨起喷嚏、流涕、鼻痒等症状发作减少。3周前发烧后轻微干咳气喘，易腹泻，振水音消失，腹力中等。

处方：小青龙汤加石膏。炙麻黄5g，姜半夏10g，干姜5g，细辛5g，五味子5g，桂枝10g，生甘草10g，白芍15g，生石膏30g。15剂。（二维码118）

二维码118 扫码看黄煌教授病历手迹

【黄师按语】

本案痰、唾、涕等分泌物清稀且量多且怕冷，即小青龙汤证。小青龙汤是过敏性鼻炎病用方之一。二诊处方小青龙汤去麻黄加茯苓，寓含手冷、大便溏稀的茯苓甘草汤，同时患者还出现了胃胀反酸、振水音的《外台》茯苓饮方证，故选用两方交替服用。

129.临证实践1——慢性咳嗽3年案

俞某，男，85岁。身高165cm，体重53kg。2020年5月13日初诊。

病史：慢性咳嗽、关节疼痛3年。咳嗽以夜间明显，白色黏痰难出，清水涕多，怕冷，汗少，口水多；伴有肩膝关节疼痛，活动受限，行动缓慢，夜尿3~4次，大便正常。常年服用强力枇杷露、阿斯美胶囊、左氧氟沙星片。

既往史：高血压，前列腺增生，慢性胆囊炎，双下肢动脉内中膜厚伴斑块，膝关节积液。

体证：身着厚衣，体型中等偏瘦，大眼袋，唇暗红，双侧膝关节肿大变形，下肢凹陷性水肿，手冷；舌暗红，苔中黄腻，伸舌滴水，脉

二维码119　扫码看"方人"特征

沉缓, 脉搏60次/分; 腹皮薄, 腹直肌紧张如薄板覆盖。(二维码119)

处方: 真武汤加麻黄、细辛、五味子。黑顺片10g (先煎), 茯苓15g, 生白术15g, 生白芍15g, 生姜15g, 麻黄8g, 细辛5g, 五味子10g。7剂。

2020年5月20日二诊: 咳嗽略缓解, 动辄气喘, 关节疼痛。

处方: 真武汤合苓甘五味姜辛汤。黑顺片10g (先煎), 茯苓15g, 生白术15g, 生白芍15g, 生姜15g, 细辛5g, 五味子10g, 炙甘草10g。7剂。

患者服药后咳嗽有减轻, 口水多, 关节疼痛依然, 多次换方: 真武汤合桂枝芍药知母汤、加减木防己汤、吴茱萸汤、八味肾气丸、炙甘草汤等, 然疗效平平。

2021年1月21日再诊, 病症同前。

处方: 小青龙加石膏汤。麻黄8g, 姜半夏18g, 干姜10g, 五味子15g, 细辛8g (开盖煎煮), 桂枝10g, 赤芍15g, 甘草10g, 生石膏20g。

服药1周咳嗽明显减轻, 口水减少; 2周后反复缠绵近3年的咳嗽停止, 关节疼痛减轻不明显, 予以桂枝芍药知母汤再服。

130.临证实践2——夜间发作的慢性荨麻疹案

蔡某, 女, 41岁。身高168cm, 体重65kg。2020年11月21日初诊。

病史：慢性荨麻疹8个月，抓痕条纹状荨麻疹反复发作，以四肢肘膝关节以下部位为多，发作时间以后半夜为主，服用依巴斯汀缓解，停服则发作加剧；伴右肩背部发冷，后背胀痛，平素闻及刺激性气味则易诱发干咳，月经周期提前，月经量少，易口溃，眼屎多，既往体检发现甲状腺结节。

情绪量表评分：A8D6。

体征：面色暗灰，黑眼圈，眼睑红，手冷，舌红，苔净，脉缓。

处方：小青龙汤加荆芥、防风。麻黄8g，姜半夏15g，干姜5g，细辛5g，五味子10g，桂枝10g，生白芍15g，甘草10g，荆芥15g，防风15g。7剂。建议依巴斯汀减量缓停。

2020年11月28日二诊：咳嗽减轻明显，荨麻疹依然，夜间容易早醒，守方再服14剂。

2020年12月底复诊：持续服药后停服依巴斯汀，荨麻疹消失，咳嗽停止，睡眠差，梦多，容易早醒，予以荆防小柴胡汤合当归芍药散调体。

2021年4月24日再诊：荨麻疹痊愈，晦暗的脸色变光亮，近日新冠疫苗注射后出现嗜睡困倦，伴有颈部不适，平素右侧颈部易落枕。

处方：葛根汤。葛根35g，麻黄5g，桂枝10g，肉桂10g，生白芍10g，赤芍10g，生姜15g，红枣20g，生甘草10g。7剂。

二维码120　扫码看"方人"特征

症状改善，减半服用。（二维码120）

【临证体会】

读过黄师《中医十大类方》的读者一定不会忘记小青龙汤文章中那张戴棉帽、着厚衣、鼻子上有开关、清涕如水的漫画。小青龙汤人以怕冷、分泌物清稀如水且量多为典型特征，如黄师医案中的过敏性鼻炎患者。笔者慢性咳嗽医案患者的寒饮表现也非常突出，但由于笔者对症状繁杂的方证把握能力不足，经过多种处方无效后，眼中才有了小青龙汤证：怕冷咳喘、清水涕、滴水舌、大眼袋。

小青龙汤的经典原文中多次提到"心下有水气"，传统解释多为寒饮在心下，笔者从腹诊来理解则更客观："心下"就是剑突与两侧肋弓下的三角区的部位，检查时的振水音，即为"有水气"的表现。

小青龙汤是经典的咳喘病方，但临床应用并不局限于呼吸系统疾病。如笔者的荨麻疹案，患者不以咳嗽为主诉，而以"慢性荨麻疹"来求诊。对于此类症状复杂、病名繁多、疗效低下的棘手病例，唯有用黄师的"方人相应"思维，抓患者的体质特征，才能另辟蹊径，找出小青龙汤证。

十五、其他

131.跟师抄方——腹温偏高、大便溏黏的失眠案

许某，女，55岁。身高152cm，体重51kg。2019年10月8日

初诊。

病史：失眠10余年。入睡困难，容易早醒；伴大便溏黏解不尽，量少次数多，一日7~8次；平素口腔溃疡频发，食欲正常，易反酸，易手脚冰凉。

既往史：胃溃疡，慢性萎缩性胃炎，肺结节，慢性支气管炎，肛肠息肉，痔疮。

家族史：父亲肝癌，母亲慢性肠病。

情绪量表评分：A9D12。

体征：体型中等，面色黄，眨眼频繁，眼睑充血，眼部翼状胬肉，唇红，手凉有汗；舌质暗红，脉浮滑；腹部触觉温热，脐温37.8℃，额温36.5℃。（二维码121）

二维码121　扫码看"方人"特征及黄煌教授病历手迹

处方：白头翁汤合大黄甘草解毒汤。白头翁10g，秦皮10g，黄连5g，黄柏10g，生甘草15g，制大黄15g，黄芩15g，栀子10g。10剂，症状减轻则隔天服用。

2019年10月22日二诊：口溃、便溏好转，脐温37℃。

处方：原方加大枣20g。25剂，隔天服用。

2019年12月10日三诊：入睡慢改善，大便溏黏、日解3~4次，口溃发作减少。原方加芍药15g。25剂，隔天服用。

2020年10月26日再诊：去年服药好转而停药。现口溃再次频发，一周1次，失眠，胃胀，脐温37.3℃，额温36.9℃。原方20剂，隔天服用。

【黄师按语】

本案患者有面黄、手凉、大便溏的虚寒之象，但舌脉表现及腹温偏高的现象，又提示患者为热性体质，此案病性为寒热错杂、真热假寒。本案另一个关注点，是患者的既往史与家族史。热性体质往往有家族聚集及遗传现象，故患者的父母亲病史都有参考意义，这是"方—病—人"中病与人的关系之一。

本案大便溏黏、频繁的热利为白头翁汤证，失眠烦躁（情绪量表评分提示焦虑抑郁分值均偏高）、口腔黏膜病变为大黄甘草解毒汤证，故而两方合用。

此案再次提示腹诊的重要性，医生不做腹诊，就很难发现腹部温度的异常；另外，采用电子温度枪测温的方法，既可以获得客观的数据，也有利于疗效观察与经验总结。

132.临证实践——腹中灼热的慢性腹泻案

李某，女，59岁。身高155cm，体重53kg。2020年8月7日初诊。

病史：慢性腹泻8年。8年来，患者每日腹泻数次，黏液便，便前腹痛，便后缓解。2018年11月湖北孝感市中心医院胃镜提示浅表萎缩性胃炎，肠镜提示结肠息肉、直肠炎，治疗后腹泻症状无改善。2019年12月，浙江大学医学院附属第二医院呼气试验阳性，诊断为幽门螺杆菌感染，根治后腹泻依然，大便黏腻挂盆，少腹部、臀部胀痛伴有肛门下坠感，食欲好，能食善饥，胃部烧灼感，饥饿时加剧，口干舌燥，发病后体重下降4kg。

既往史：痔疮手术史，子宫多发肌瘤，宫颈囊肿。

体征：体型偏瘦，脸色黄，唇红；舌质红，苔白腻，脉细滑；腹软，脐跳，腹部触感温度高，脐温39℃，额温37℃。

处方：白头翁汤合黄芩汤。黄芩15g，白芍15g，赤芍15g，红枣20g，生甘草10g，黄连10g，黄柏15g，秦皮15g，白头翁10g。7剂。建议做复查肠镜，排除肠道肿瘤隐患。

2020年8月14日二诊：黏液便次数减少，上腹部灼痛感减轻。食欲下降，脐温38.6℃。原方14剂。

2020年9月13日三诊：9月8日，浙江大学医学院附属第二医院胃镜提示慢性胃炎，肠镜检查提示肠腔较扭曲，余未见明显异常。患者服药后大便成形，一日一解，黏液少，上腹部灼热、肛门下坠等均消失，诉药苦难吃。原方10剂。吃2天停1天。

2020年9月27日四诊：大便正常，诸症消失，脐温37.2℃。

原方7剂。1剂分服2天。患者儿子感叹："不到10元一帖的中药，解决了8年的痛苦。"（二维码122）

二维码122 扫码看"方人"特征及脐温对比

【临证体会】

此案慢性腹泻长达8年，患者体貌特征类似黄师的失眠患者，面黄体瘦，大便不成形，肛门下坠，极易辨为脾肾两虚型久利，若辨证有误，则疗效堪忧。

黄芩汤主热性下利，《伤寒论》的方证表述："太阳与少阳合病，自下利者，与黄芩汤。""伤寒脉迟六七日，而反与黄芩汤彻其热。脉迟为寒，今与黄芩汤，复除其热，腹中应冷，当不能食，今反能食，此名除中，必死。"本案腹泻虽历时8年之久，但患者能食善饥、腹中灼热、便黏不爽、唇舌红、脉滑均提示为黄芩汤主治的热利。

白头翁汤也主热利，具有解热毒、利肛肠、促进肠道黏膜修复的作用。"热利下重者,白头翁汤主之。""下利欲饮水者,以有热故也,白头翁汤主之。"此案中患者的肛门下坠感、口干舌燥均与原文相符。黄师在白头翁汤临证应用中对"热利下重"的理解,不仅是肛门下坠的里急后重感,而且还延伸为大便黏秘挂盆、解不尽,肛门瘙痒、疼痛出血等症状。

黄芩汤合白头翁汤,是黄师临床常用的合方之一,多用于腹部、盆腔脏器的炎症性疾病,以及肿瘤相关疾病。

133.跟师抄方——腹泻10年的结肠炎案

李某,男,78岁。身高180cm,体重71.5kg。2020年11月10日初诊。

病史:慢性腹泻10年,加剧半年。2010年开始反复出现腹痛腹泻,胃肠镜检查提示为结肠炎,胃肠道多发息肉,反流性食管炎裂孔疝。近半年来症状加剧,一天解大便十余次,大便溏稀,小腹发凉,生冷食物则腹泻加剧,睡眠差,易早醒,平素口腔溃疡时发,寒热敏感,衣服多穿易汗,脱了怕冷,食欲正常,服多种中、西药均无效而求诊。

体征:体型中等,舌胖,苔薄黄腻,脉弦硬,腹力中等。

处方:乌梅丸改汤。乌梅20g,黄连5g,黄柏5g,当归5g,黑顺片5g,肉桂5g,细辛5g,干姜5g,花椒5g,党参10g。7剂。自备米醋1勺,粳米一撮入煎,米熟汤成。

2020年12月29日二诊:服药后腹泻改善明显,持续服用近30剂,现大便2次/日、溏稀,偶有反酸,脉缓。

处方: 原方25剂, 隔天服用。(二维码123)

【黄师按语】

二维码123 扫码看黄煌教授病历手迹

乌梅丸的配伍严谨, 寒温并用, 是一张治疗久利的专方, 适用于厥冷、腹痛绞痛、烦躁、呕吐腹泻为特征的寒热虚实错杂的病证, 临床多用于肠易激综合征、克罗恩病、慢性非特异性溃疡性结肠炎等疾病, 也适用于糖尿病的腹泻。我在临证中发现, 乌梅丸对难治性、顽固性的腹痛下利、胃部嘈杂泛酸疗效显著。

本案病程长, 症状复杂。本案的着眼点, 就是看似矛盾的临床表现: 上有反流, 下有腹痛、腹泻; 上有口腔溃疡, 下有小腹冰冷等, 都属于寒热夹杂的乌梅丸证。

我在临床使用乌梅丸, 时常将剂型改为汤剂, 但多用原方, 不轻易加减合用, 但可以根据寒热程度的不同, 调整寒温药物的剂量。乌梅丸的制作方法也较为奇特: "以苦酒渍乌梅一宿, 去核, 蒸之五斗米下, 饭熟捣成泥, 和药令相得, 内臼中, 与蜜杵二千下……"因此, 我多参照原文, 建议患者自煎时加入适量米醋、一小撮大米, 米熟汤成后分2~3次温服, 服时再冲服蜂蜜2汤匙。

134.临证实践——慢性腹泻案

钱某, 女, 64岁。身高163cm, 体重39kg。2020年7月9日初诊。

病史: 慢性腹泻10年, 大便日解1~4次不等, 先干后稀有泡沫, 时有大便失禁现象; 腹部微受风寒则腹泻加剧, 故而患者常年佩戴护腰垫于小腹部以保暖。肠镜检查无异常, 胃镜提示慢性萎缩性胃炎，幽门螺杆菌感染。伴有胃部嘈杂感，咽痒干咳，睡眠差，易早醒。发病来，体重下降明显，求医无数乏效而情绪抑郁，由家庭医生推荐下求诊。

体征：体型消瘦，表情丰富，语速快，川字眉，面色黄，手冷；舌胖淡润，苔薄，舌下瘀紫，脉弦细；扁平腹，全腹部可及振水音。

处方：大建中汤合附子理中汤加茯苓。花椒10g，干姜15g，生晒参15g，茯苓35g，生白术20g，炙甘草15，黑顺片10g。自备饴糖30g，冲服。7剂。

2020年7月16日二诊：大便日解2次，成形。昨日受寒后腹泻再次加剧，夜间明显，焦虑貌。

处方：乌梅丸。乌梅15g，花椒10g，干姜15g，生晒参15g，炙甘草15g，黑顺片10g，肉桂10g，黄连3g，黄柏5g，细辛5g。7剂。

2020年7月23日三诊：腹泻改善明显，睡眠改善，胃部嘈杂感变少。原方10剂。

二维码124 扫码看"方人"特征

2020年8月6日四诊：腹泻止，大便成形、每日1次，睡眠好，自觉体重有上升。原方10剂，服2天停1天。

2020年8月20日五诊：诸症好转，多年不长的体重上升到40kg。原方10剂，服2天停1天。（二维码124）

【临证体会】

乌梅丸在《伤寒论》《金匮要略》中的原文描述都以治疗蛔厥病为主，方证描述较少，初学者大多难明其要。黄师经过多年的临床实践，对乌梅丸适用病症归纳为：以痛泻为表现的疾病，如肠易激综合征、克罗恩病、慢性非特异性溃疡性结肠炎等；对乌梅丸的适用人群归纳总结为"痛""呕""利""烦""厥"5个要点。

此案患者有"利"的慢性腹泻10年；有"呕"的胃部嘈杂、反流干咳；有"烦"的焦虑不安、睡眠障碍；也有"厥"的手凉、腹冷等表现。方证相应，效如桴鼓。

此案初用大建中汤合附子理中汤，是对乌梅丸证认识不全的结果，只看到了乌梅丸证包含的大建中汤证，而忽略了患者的烦热、焦虑状态。黄师认为，乌梅丸证的临床表现有着不同的类型：腹痛型、腹泻型、反流型、烦热型等，本案属于腹泻型与烦热型及反流型的夹杂。

135.跟师抄方——胃部不适的耳鸣案

周某，女，32岁。身高162cm，体重45kg。2020年10月26日初诊。

病史：右耳鸣5年，加剧半年。夜间平卧则出现耳鸣，工作压力大则加重，易头晕，多食则胃部不适。患者为大学教授，用电脑频繁。

既往史：低血压，浅表性胃炎，乳腺增生，高脂血症。

家族史：父母亲均有慢性胃病。

体征：体型偏瘦，棱角脸，狭长小眼，面部散发痤疮，唇红，手凉；脉弱，舌淡红润，腹软，上腹部可及明显振水音。

处方：《外台》茯苓饮加桂枝、甘草。茯苓30g，党参15g，白术

15g，枳壳30g，陈皮30g，干姜5g，桂枝15g，炙甘草5g。15剂，症减隔天服。

2021年2月1日二诊：服药后耳鸣减轻明显，大便正常，反馈药味较苦，难以下咽。原方炙甘草加量至30g。15剂，隔天服。

二维码125 扫码看黄煌教授病历手迹

2021年3月8日三诊：服药耳鸣消失，停药则复发，腹部振水音。原方15剂，隔天服。（二维码125）

【黄师按语】

耳鸣的病因错综复杂，不能见耳鸣就视为肝肾亏虚、心脾两虚，要结合患者的体质、当下的疾病表现，以及检查所得的客观指标来寻找用方的证据。本案主诉虽为耳鸣，但胃部症状更值得关注，胃胀、胃内振水音正是《外台》茯苓饮证。

《金匮要略》中《外台》茯苓饮原文："心胸中有停痰宿水。"本案腹诊的胃内振水音就是"宿水"停滞胃内的表现，即水饮病，而耳鸣则是水饮上冲的结果。《外台》茯苓饮加肉桂、炙甘草即为《外台》茯苓饮与苓桂术甘汤的合方，可以解决水饮停滞、水饮上冲导致的胃肠消化道、五官科等诸多病症。

136.临证实践1——口干舌燥不喜饮案

徐某，女，68岁。身高160cm，体重45kg。2019年11月23日初诊。

病史：口干舌燥、不喜饮数年，胃纳差，少食胃胀，睡眠差，入睡困难，夜尿频多、3~5次/夜，大便干结难出，手足心有热感。医院检查排除糖尿病。多次服用补气类、滋阴类方,效果不佳而求诊。

既往史:高血压病,神经性耳鸣。

体征:体瘦发白,面色黄,语速快,川字眉;舌红润,苔薄腻,脉弦;扁平腹,腹软,上腹部振水音。

处方:《外台》茯苓饮。陈皮20g,枳壳20g,干姜5g,茯苓30g,党参20g,生白术15g。14剂。

2020年12月3日二诊:服药后口干舌燥减轻,食欲好,夜尿2次,睡眠差,症状繁多,不定愁诉,腹部振水音消失。

处方:《外台》茯苓饮,酸枣仁汤合百合知母汤合甘麦大枣汤各10剂,两方交替服用。

酸枣仁汤合百合知母汤合甘麦大枣汤。酸枣仁30g,川芎15g,茯神30g,知母20g,百合20g,淮小麦30g,红枣20g,炙甘草10g。

2020年12月23日三诊:口干舌燥消失,食欲好,睡眠改善。

原方各10剂,再服。

137.临证实践2——孕妇的胸闷案

姚某,女,38岁。身高167cm,体重48kg。2020年1月5日初诊。

病史:试管移植妊娠40天,胸闷气短半月余,医院检查排除心肺疾患;伴胃部不适,纳差,少食胃胀,嗳气反酸,大便偏黏,头晕不适,睡眠易早醒。妊娠期间不敢轻易服用西药而求诊。

体征:中等体瘦,面色偏黄,神色抑郁;舌淡胖,苔白腻;腹软,心下按压不适,有振水音。(二维码126)

二维码126　扫码看舌象

处方:《外台》茯苓饮。陈皮15g,枳壳15g,干姜5g,茯苓20g,生晒参10g,生白术20g。7剂。

2020年1月12日二诊:胸闷气短,胃部不适症状明显减轻,食欲好,腹诊振水音消失。

原方7剂守服,服2天停2天,症状消失后停药。

138.临证实践3——口水满嘴的体瘦面黄妇人案

华某,女,57岁。身高155cm,体重48kg。2020年4月24日初诊。

病史:口水多数年。数年前无明显诱因下出现口水增多,常有口水满嘴的感觉,需不停地做吞咽动作,食欲一般,少食即胸口及胃部胀满不适,咽喉部异物感,大便溏稀,睡眠差,容易早醒。胃镜提示慢性萎缩性胃炎,中度肠化,服用中西药无明显改善求诊。

既往史:甲状腺结节,双肾结石,右肾囊肿,低血压。

体征:身体消瘦,面色偏黄暗,手凉;舌胖嫩,舌边有齿痕,苔薄,脉细;腹软,心下偏左侧、胁下部位可及明显振水音。

处方:《外台》茯苓饮。陈皮30g,枳壳30g,茯苓20g,人参12g,生姜20g,生白术20g。14剂。

2020年5月8日二诊:食欲好转,少食胀满感减轻,口水减少。

原方14剂。

患者持续小剂量(1剂分2天服用)服用此方至2021年2月7日复诊:口水逐渐恢复正常,大便由溏稀变为成形,睡眠好;偶有咽喉部

异物感，腹部振水音消失。（二维码127）

二维码127　扫
码看舌象

【临证体会】

《金匮要略》中用《外台》茯苓饮治疗"心胸中有停痰宿水""吐水，心胸间虚，气满不能食"，此方具有"消痰气，令能食"的功效。

原文中多次提及的心胸在哪个部位？《外台》茯苓饮包含橘枳姜汤与人参汤，两方均为《金匮要略》治疗胸痹的经方。"胸痹，心中痞气……人参汤亦主之。""胸痹，胸中气塞，短气……橘枳姜汤亦主之。"临床患者的主诉多以"胸口气上不来""胃里像有一块石头"等为描述，根据黄师的经验，胸痹是一种以上腹部乃至胸部堵塞感、闷胀感、疼痛感为特征的症候群。由此可见，心胸的部位不仅是指胸腔，还应包括上腹部。

日常门诊中以吐水为主诉的患者不少，根据杨大华老师在《十年一觉经方梦》中描述，吐水的表现有口中吐出清水，也可以夜间侧卧流口水，甚至即使没有吐水，但频繁嗳气、上腹部胀闷、不思饮食、舌面水滑、伸舌欲滴的患者，均在使用《外台》茯苓饮后取得满意疗效。

《外台》茯苓饮人有哪些体质特征？其人多为瘦高个，面色偏黄暗，有贫血貌；其舌多为胖大湿润，有齿痕的"茯苓舌"；其脉多为沉弱、沉弦或者有重按无力的浮大脉。患者大多有慢性胃炎、胃下垂等病史，表现类似西医学诊断的胃动力低下病：上腹胀满、易饱、饭后腹胀、恶心、呕吐等消化不良症状，或伴有眩晕、心悸、大便溏稀等痰饮病症状。

《外台》茯苓饮的腹诊以腹软无抵抗、心下按压不适、胃内振水音为表现特征。黄师临证必做腹诊，除了常规手法外，经常用食、中、无名指三指对腹壁做快速按压；仔细听辨有无振荡的水音，来判断是否具有"振水音"。

《外台》茯苓饮患者的日常饮食调摄同样重要，应适当控制流质、半流质食物的摄入，选择干性软食、容易消化的食物，少食多餐，细嚼慢咽。

《外台》茯苓饮的常用加减合方：对伴有低血压、体位性眩晕者，多加入肉桂、炙甘草，为合苓桂术甘汤之意；对反流性食管炎、咽喉异物不适感、梅核气者，多合半夏厚朴汤；对女性月经不调、月经量少者，多合当归芍药散；对腹直肌紧张、手凉、脉弦、精神紧张不安者，多合四逆散。

139.跟师抄方——嗜睡的脑梗案

刘某，男，65岁。身高170cm，体重71kg。2020年5月2日初诊。

病史：左半身不遂1年余。2019年5月1日出现左半身不遂，伴流口水，住院诊断为脑梗死、高血压。现诉左侧身体无力，活动不利，久站不稳，嗜睡，睡眠时间甚至长达10余小时，言语不清，食欲不振，口水多，吞咽不利易呛咳。2020年4月23日头颅磁共振提示右侧基底节区急性脑梗死，左侧基底节区亚急性腔隙性脑梗死，颅内多发腔隙性脑梗死，血液生化检查提示高脂血症。

体征：体型中等，面暗红；舌暗淡胖，水滑苔，舌下有瘀点，脉缓，56次/分；腹部脂肪厚，腹力中等。

处方：续命汤。生麻黄10g，生晒参10g，桂枝15g，杏仁15g，当归15g，川芎20g，炙甘草5g，生石膏30g，干姜10g。15剂。餐后服，药后避风寒。

2020年6月8日二诊：药后嗜睡现象减少，进食呛咳好转，对答较前灵活。现诉易汗，心慌，脉搏60次/分。

处方：原方改为炙麻黄10g，桂枝20g。15剂。

另：生黄芪500g，每天20g泡水代茶饮。

2020年6月29日三诊：服药后诸症好转，血压稳定，偶有自汗，怕风，原方15剂。（二维码128）

二维码128　扫码看舌象及黄煌教授病历手迹

【黄师按语】

续命汤是一张好方，是古代治疗风痱病的专方，适用于急性弛缓性麻痹或瘫痪，尤其伴有突发语言及吞咽功能障碍为表现的中风后遗症、脑卒中、格林巴利综合征等疾病。本案患者的身体壮实、脸色暗红、舌苔水滑、肌肉无力、呛咳等为续命汤的用方指征。

140.临证实践——能续命的中药方

景某，男，86岁。2020年5月15日初诊。

病史：咳嗽，口水多大半年。绍兴市人，老年性痴呆、帕金森综合征患者，因智力退化无法交流，由其家属门诊代诉，视频就诊。平时口中涎唾多，不时外流；进餐时发生呛咳，咳嗽剧烈时引发呕吐。咳吐白色泡沫样痰，小便失禁，大便偏干，肢体颤动。

体征：体型中等偏壮实，面部略浮肿，眼袋大，唇暗红，流口水，痴呆貌。家属代诉，平时舌体胖大，舌苔白厚。

处方：吴茱萸汤、续命汤。两方各7剂，交替服用。口水呛咳减轻，则吴茱萸汤减量或暂停。

吴茱萸汤。吴茱萸10g（沸水冲洗3遍后入煎），生晒参12g，生姜10g，红枣15g。

续命汤。生麻黄12g（先煎），杏仁20g，桂枝15g，生石膏30g，生姜10g，生甘草10g，当归15g，川芎15g，生晒参10g。

2020年5月29日二诊：呛咳减轻明显，口中涎唾减少，咳嗽白色黏痰减少，厚白苔变薄，大便通畅。守方各7剂，再服。

患者守方服用，方中药物逐量递增，吴茱萸最多达20g，生麻黄18g，至2021年8月，症状控制良好，家属反馈多年的痰涕口水多、进餐呛咳现象明显改善，尿失禁消失，大便通畅，整体状态良好，患者的智力也有所恢复，由既往不识人的痴呆状态到能认出儿子。家属馈送锦旗以示感激，并坦言"老父亲就靠这个方子续命"。

【临证体会】

续命汤为《金匮要略》摘自《古今录验》的附方。原文："治中风痱，身体不能自收持，口不能言，冒昧不知痛处，或拘急不得转侧。""身体不能自收持"泛指四肢肌张力降低，多见于以弛缓性麻痹甚至瘫痪为表现的神经系统类疾病，如格林巴利综合征、急性脊髓炎、神经根炎等。"口不能言"可以看作脑卒中时突发的语言障碍，黄师根据其临床经验，把吞咽功能障碍也视为口不能言的延伸。"冒昧不知痛处"多见于以知觉神经出现异常、麻木不仁、无痛觉等为表现的神经系统疾病，如格林巴利综合征、神经根炎、烟雾病等。"拘急不得转侧"多见于以肌张力增高为表现的疾病，如帕金森综合征、中风后遗症等。另外，续命汤方后原文"但伏不得卧，咳逆上气，面目浮肿"的描述俨然就是肺心病、支气管哮喘等疾病表现，故笔者也用此方治疗心肺功能衰竭的各种疾病。由此可见，续命汤证不是一种简单的或某个系统的疾病，应该是一组综合征。

笔者跟诊黄师，见其用续命汤既有用于弛缓性瘫痪的脑卒中后遗症，也有用于肌张力偏高的帕金森综合征，屡出奇效，对经方之神奇赞叹不已，同时也对续命汤能治疗表现截然相反的肌张力疾病感到疑惑。续命汤能缓解肌张力下降的各种症状，其主要作用是麻黄具有促进肌肉神经兴奋的功效；能拮抗肌张力增高导致肢体拘紧、震颤、抽动等表现，依然是利用麻黄拮抗肌肉神经的兴奋。这属于麻黄的反治法，黄师临证多有验之，如用麻黄附子细辛汤送服止痉散治愈1例高中生顽固性的抽动症；用麻黄温胆汤治疗帕金森综合征；用大柴胡汤加黄连、麻黄治疗脑外伤导致半身不遂等经典医案。由此，笔者做个推测，续命汤能对肌肉神经张力异常疾病起到双相调节的作用。

是否所有肌肉神经的疾病都能用续命汤？答案当然是否定的。笔者用续命汤，遵循黄师的"方—病—人"方证思维，重点还是要看人。续命汤人属于麻黄体质，其人体格壮实，皮肤黄暗，汗少，身体困重，行动、思维能力均下降，同时伴有水湿滞留的表现，如浮肿貌、口水多、水滑苔等。笔者医案中患者年事虽高，但体质好，面暗红，有浮肿貌，适用此方。

笔者医案在服续命汤后尿失禁消失，正如黄仕沛先生在其《黄仕沛经方亦步亦趋录》中所载的续命汤治疗小便失禁案中提到，对于脑部神经传导障碍导致的尿失禁，麻黄有很好的兴奋作用。验之临床，果如其言。

笔者医案中用吴茱萸汤的方法依然来自黄师，吴茱萸汤适用于消化系统肿瘤手术及放化疗术后、运动神经元疾病、帕金森综合征等患者出现清涎满口、吞咽障碍、呛咳、稀白痰涎多、舌苔水滑白腻等表现。吴茱萸汤多采用单独煎煮服用的方法。吴茱萸味道极苦，入煎剂前宜沸水冲洗数次。

141.跟师抄方——血尿再发的膀胱癌案

张某，男，58岁。身高170cm，体重71kg。2020年6月2日初诊。

病史：肉眼血尿2个月。患者于3年前行膀胱癌电切术，今年5月复发，出现肉眼血尿。膀胱镜复查提示：膀胱颈一圈几乎均见菜花样肿物，膀胱后壁可见4～5处菜花状肿物，最大者2cm。西医建议择期行手术全切术。现小便暗红，淋漓不畅，大便黏滞，易汗出，睡眠一般，早醒，既往痔疮史。

情绪量表评分：A10D10。

体征：眼圈暗黑，眼袋大，唇暗红厚实；舌胖，脉弱，腹软无抵抗。

处方：猪苓汤。猪苓40g，泽泻30g，茯苓40g，六一散20g，阿胶10g。10剂，服用5天停2天。

2020年7月14日二诊：服药第3剂后，肉眼血尿消失。现诉多汗，小便依旧不畅、夜尿2次，大便黏滞；舌质暗，苔白厚，舌下瘀紫，脐下腹部按压较前有力。

处方：原方20剂，服法同上。嘱其及时到医院肿瘤科复诊。（二维码129）

【黄师按语】

本案以"方病相应"思维辨治，猪苓汤是治疗以小便出血为表现的相关疾病（如出血性膀胱炎、肾结核血尿等）的一张高效方。猪苓汤主治小便不利、涩痛、尿血而渴欲饮水者，其中的小便不利是猪苓汤重要方证之一，如本案的小便淋漓不尽。

猪苓主要含有猪苓多糖等多种成分，具有抗肿瘤、利尿样作用，故本案予以重用。猪苓与茯苓、泽泻、滑石配伍，增加尿液的排泄，起到利水、冲洗尿路作用；猪苓与阿胶配伍起到止血、修复尿道黏膜作用。

猪苓汤与五苓散的区别：汗多、呕吐用五苓散；出血性疾病、烦躁不寐用猪苓汤；五苓散用桂枝、白术，适用于头疼、眩晕等气上冲症状；猪苓汤用滑石、阿胶，适用于消化道、泌尿道炎症，黏膜受损的疾病。

142.临证实践——反复发作的单纯性血尿案

李某，女，9岁。身高136cm，体重25kg。2020年7月22日初诊。

病史：反复血尿3个月。5月25日因"间歇性腹痛2月余，反复低烧、尿潜血1月余，双下肢疼痛20余天"在浙江大学医学院附属儿童医院风湿免疫病区住院，经骨髓穿刺、肾脏穿刺等系统检查，诊断为十二指肠球炎、急性胃炎、关节痛、单纯性血尿、筛窦炎。出院日复查尿常规：潜血（++），尿蛋白（±），尿红细胞镜检22/HP，红细胞计数118.9/μL。转肾内科门诊治疗后，镜下血尿依然而求诊。现患者尿黄有气味，无尿频尿痛，伴膝关节疼痛。患儿家长自述家中自测体温偏高，腋温37.5～37.7℃，肛温37.8℃，上腹部时有不适感，食欲一般，无皮疹，无咳嗽咽痛，无腹痛吐泻，夜间无盗汗。

体征：体温36.8℃，身材瘦小，面色黄，嘴唇红，眼睑红，右侧上牙龈红肿，扁桃体Ⅰ度肿大，手掌红；舌质深红，苔少根薄黄，脉滑数，心率90次/分；腹肌紧张，脐跳。

处方：猪苓汤加白茅根。猪苓20g，茯苓20g，滑石20g，炙甘草10g，阿胶珠8g，泽泻15g，白茅根20g。7剂。

2020年7月30日二诊：尿常规复查示尿蛋白（−），尿潜血（++），红细胞计数42/μL。

处方：原方去白茅根，加黄芩15g，生白芍18g，红枣20g。14剂。

2020年8月14日三诊：尿常规复查示尿蛋白（−），尿潜血（++），红细胞计数27/μL。自测腋温37.1℃，牙龈红肿、膝关节疼痛减轻，大便通畅。

处方：原方14剂。

2020年9月3日四诊：尿常规复查示尿潜血（++），红细胞计数23/μL。

处方：原方14剂。

2020年9月17日五诊：尿常规复查示尿潜血（−），红细胞计数15/μL。诸症缓解，食欲好，大便略干，体重上升为26kg。家长赞叹中医药的神奇,持续半年的镜下血尿、低烧现象终于消失,予以小建中汤小剂服用调理体质。临走前,仅为二年级小学生的患者说了一句让我至今印象深刻的话:"我相信中医,中医能治好我的病!"(二维码130)

二维码130 扫码看"方人"特征及数据对比

【临证体会】

猪苓汤是一张经典的淋证方,具有利小便、止血、除烦助眠之功效,适用于以出血为表现的疾病,如子宫出血、肠出血、尿出血、肾结核血尿、血小板减少性紫癜、再生障碍性贫血等。日本一项随机对照研究纳入了14例接受异体干细胞移植后发生BK病毒相关出血性膀胱炎的婴儿。其中6例服用猪苓汤,发现猪苓汤可降低除尿中BK病毒负荷,显著缩短尿血时间。[《黄煌经方使用手册》(第4版)]

本案患儿有病程长、面黄体瘦、食欲差等虚寒证的表现,但其基础体温偏高,眼睑、唇、舌黏膜充血,牙龈红肿,扁桃体肿大,二便、舌脉、腹诊等表现,均提示为伏热在里、迫血妄行的尿血。故用黄芩汤清血分伏热、猪苓汤清热利水止血,小合方取大效!

猪苓汤与小建中汤的鉴别:小建中汤证常以腹痛、消瘦为特点,而其"衄"常表现为皮肤紫癜;猪苓汤证则以尿血伴小便不利多。小建中汤属调理体质方,猪苓汤为治疗泌尿系统症状的对病方。

143.跟师抄方——心神不宁的焦虑症案

姚某,女,55岁。身高156cm,体重50kg。2020年5月12日初诊。

病史：焦虑症3年。患者于3年前因丈夫有外遇后，出现多思多虑、时有身体发抖、咬紧牙关等焦虑惊恐现象，且发作频繁，不能自控，伴入睡困难，食欲、二便正常。52岁停经。

体征：焦虑貌，川字眉，面色偏黄少光泽，眼睑红；舌质暗淡嫩，舌苔少，脉细滑数；腹肌紧张，脐跳。

处方：八味解郁汤、甘麦大枣汤两方各10剂，隔日交替服用。

八味解郁汤：柴胡15g，生白芍15g，枳壳15g，炙甘草15g，姜半夏15g，茯苓15g，厚朴15g，苏梗15g。

甘麦大枣汤：浮小麦60g，炙甘草20g，红枣50g。

2020年7月28日二诊：服药后症状无明显改善，近日睡眠差，心烦，浑身冒汗，心神不宁，大便黏，白带发黄。患者神情恍惚，同样的症状反复叙述。

处方：酸枣仁汤合百合知母汤、甘麦大枣汤加熟地黄各15剂，隔日交替服用。

酸枣仁汤合百合知母汤：酸枣仁30g，川芎15g，知母15g，茯苓20g，炙甘草10g，百合30g。

甘麦大枣汤加熟地黄：浮小麦60g，炙甘草20g，红枣50g，熟地黄30g。

2020年12月8日三诊：持续服药至今，症状改善明显，既往做事不定心，事后纠结、后悔感消失，情绪平和，睡眠好，梦少，食欲正常。续用原两方各25剂，隔日交替服用。

【黄师按语】

此案为绝经后焦虑症，属于《金匮要略》"脏躁病"的甘麦大枣汤证、"百合病"的百合知母汤证，以及"虚烦不得眠"酸枣仁汤证。这三张方，我常用于围绝经期女性情绪、睡眠异常疾病的治疗。我多采用合方，或用两方、三方交替服用的方法。本案酸枣仁汤与百合知母汤合方的关键就是知母，知母主治烦而身热，配伍百合治疗汗出、烦热恍惚；配伍酸枣仁、茯苓主治虚烦不得眠。

本案初用八味解郁汤无效，是因为忽略了经方适用人群的差异。八味解郁汤多见于年轻女性的情绪抑郁焦虑。绝经后女性出现焦虑失眠，我也常用温经汤，但温经汤人以神情憔悴、疲倦无力为主，与酸枣仁汤的虚性亢奋表现不同。

144.临证实践——季节交换性失眠案

金某，女，78岁。身高160cm，体重42kg。2021年3月21日初诊。

病史：睡眠障碍10余年。10多年来，睡眠质量差，上床后辗转难眠，需要1~2个小时方能入睡，乱梦纷纭，半夜易早醒，在冬春季节交换时尤为明显，长期服安眠药，疗效一般。患者虽然睡眠质量不佳，但晨起精神状态好，并无明显疲倦感。平素冬季四肢冰冷，夏季则手足心烦热，时有头晕口干苦，食欲好，二便正常。

体征：体瘦，面部浮红，表情丰富，语速偏快，川字眉；舌嫩红，中裂纹，脉弦细；腹软，脐跳。（二维码131）

二维码131　扫码看"方人"特征

处方：酸枣仁汤加百合。酸枣仁30g，茯苓20g，茯神20g，川芎

15g,知母20g,炙甘草10g,百合50g。7剂,上午及临睡前服用。

2021年3月27日二诊:服药后入睡快,一觉睡到大天亮,梦虽多,但无早醒,大便通畅,停用安眠药。

处方:原方10剂,服用3天停2天。

2021年4月10日三诊:睡眠质量稳定,要求续方再服。

处方:原方10剂,服用3天停2天。

【临证体会】

酸枣仁汤专治虚劳病的失眠。《金匮要略·血痹虚劳病脉证并治》:"虚劳虚烦不得眠,酸枣仁汤主之。"此案季节性失眠、夏季手足心烦热,就是酸枣仁汤证,也是虚劳病的发病特点之一。根据笔者临床观察,身体消瘦的虚弱患者多在初夏以手心烦热或下肢酸软无力为主诉而来求诊,此即虚劳病。正如经典原文所述:"劳之为病,其脉浮大,手足烦,春夏剧,秋冬瘥,阴寒精自出,酸削不能行。"

如何理解"虚烦"?虚烦是指病人的精神状态,以神情恍惚与虚性亢奋为特征。神情恍惚以女性患者为主,大多有情绪刺激等诱因,症状纷繁杂乱,表述时以前言不搭后语,或刚刚说完的症状再次复述等为特征。虚性亢奋的表现如本案患者,虽然睡眠质量差,但精神状态并不低迷,且伴表情丰富、语速快、脐跳等表现。

本案的虚烦失眠与百合病的"欲卧不能卧"类似,且有口干苦,故在酸枣仁汤中加入百合,寓含百合知母汤。

酸枣仁汤与栀子豉汤、栀子厚朴汤、黄连阿胶汤鉴别。栀子类方的情绪烦躁表现更突出,如栀子豉汤的"虚烦不得眠,若剧者,必反覆颠倒，心中懊侬"、栀子厚朴汤的"心烦腹满，卧起不安"。黄连阿胶汤舌质多为红绛，舌面偏干或呈草莓样，脉多滑数；同时伴有出血的表现，如女性的月经问题、大便出血等。

十六、黄煌经验方

145.跟师抄方——猩红出血的牙龈案

王某，女，44岁。身高150cm，体重45kg。2020年4月13日初诊。

病史：口腔扁平苔藓20余年。口腔内黏膜糜烂反复发作20余年，口腔科诊断为口腔扁平苔藓，口腔黏膜类天疱疮。现自觉口腔内灼热如喷火，牙龈红肿出血，黏膜糜烂疼痛，牙龈冒火，影响进食说话，月经前症状加重；全身多处皮肤散发黑色斑丘疹，高出皮肤表面，有脱屑，关节晨僵明显；嗳气泛酸，口干口臭；外阴瘙痒疼痛，带下色黄绿；夜寐时手足心热，焦虑失眠，胸闷气短。

既往史：左腿静脉回流障碍，宫颈炎。

情绪量表评分：A11D6。

体征：体瘦面黄暗有斑，头发乌黑，眼睑红，牙龈猩红如朱砂，口腔内颊侧黏膜黑斑、网状白斑，唇暗红有瘀斑，舌质紫暗，脉滑数，脉搏112次/分。

处方：大黄甘草解毒汤。生甘草10g，炙甘草10g，制大黄10g，黄连5g，黄芩10g，黄柏10g，栀子15g。15剂，服用5天停2天。

2020年5月12日二诊：牙龈出血减少明显，睡眠好转，胸闷心慌减少。

处方：原方20剂，服用5天停2天。

2020年6月23日三诊：口腔内黏膜糜烂缓解，牙龈冒火、口中喷火感减轻，晨僵偶作，容易焦虑，大便偏干，月经提前。

二维码132　扫码看牙龈及黄煌教授病历手迹

处方：原方制大黄改为生大黄，20剂，服用5天停2天。（二维码132）

【黄师按语】

本案的口腔黏膜特征性表现与患者的体貌特征、情绪异常、舌脉表现，以及既往有妇科炎症病史等，都提示为热性体质。大黄甘草解毒汤适用于热性体质出现口腔黏膜疾病。另外，舌质紫暗的病因并不仅限于瘀血，还有瘀热夹杂。

146.临证实践——红斑型天疱疮案

华某，女，57岁。身高160cm，体重65kg。2020年6月22日初诊。

病史：红斑型天疱疮5年。5年前，因头面胸背部水疱样皮疹反复发作，诊断为红斑型天疱疮。皮肤科住院使用激素冲击治疗后，皮疹依然反复，且范围扩大，现全身皮肤布满黑褐色痂；伴有棕褐色素沉着，可见局限性红斑、水疱，有破溃、糜烂、渗液，表面污秽，瘙痒异常。平素怕热汗多，夜尿多，大便偏溏，食欲好，睡眠佳。患者因皮疹严重，外出均需身着长衣裤，头戴面纱罩。

体征：胖壮体型，面红油，浮肿貌，唇红；舌红胖，苔薄腻，脉滑数有力；腹力中等，腹壁脂肪厚。

处方：五苓散合犀角地黄汤、甘草泻心汤合桂枝茯苓丸各7剂，两方隔日交替服用。

五苓散合犀角地黄汤。猪苓20g，茯苓20g，生白术20g，桂枝15g，泽泻30g，苍术30g，水牛角50g（先煎），生地黄50g，牡丹皮30g，生白芍20g。

甘草泻心汤合桂枝茯苓丸。生甘草25g，黄芩10g，黄连5g，党参15g，干姜8g，大枣20g，桂枝15g，桃仁15g，赤芍15g，茯苓20g。

2020年7月6日二诊：头面红热，水疱渗液减少，浮肿减轻，瘙痒依然明显，抓挠出血结痂，皮损充血红热明显。

处方：大黄甘草解毒汤合甘草泻心汤合升麻鳖甲汤。生甘草10g，炙甘草15g，黄芩15g，黄连5g，党参15g，干姜5g，大枣20g，生大黄8g，熟大黄10g，黄柏15g，栀子15g，连翘60g，升麻15g，醋鳖甲10g（先煎），当归15g，花椒3g。14剂。

2020年7月20日三诊：瘙痒减轻，皮疹控制，新发减少，面部红热减轻。原方14剂。

患者持续服用此方半年余，此起彼伏的水疱及破溃、糜烂、渗液样皮疹未再新发，皮肤仅见黑褐色局限性斑疹及棕褐色色素沉着，头面部皮肤红油减轻，外出不用戴帽蒙纱。（二维码133）

二维码133　扫码看皮疹对比

【临证体会】

大黄甘草解毒汤药味少,组方精妙,既是泻心汤与栀子柏皮汤的合方,也是大黄甘草汤与黄连解毒汤的合方。此方虽以大剂苦寒药物为主,但配伍大量甘草共煎后,苦后回甘,入口并不难。根据黄师的临床经验,此方甘草应重用20g以上。现代药理学研究表明,甘草的主要成分为甘草酸。甘草具有抗炎、抗变态的药理作用,还具有肾上腺皮质激素样、性激素的生理活性,也适用于各类急慢性皮肤疾病。以甘草为主的大黄甘草解毒汤不仅擅长治疗口腔黏膜类疾病,对身体其他部位的黏膜皮肤疾病同样具有修复功效。

大黄甘草解毒汤的适用人群,以热性体质为特征:体格中等,头面部油腻,眼睛有神,黏膜及皮肤充血糜烂,舌质红偏坚老,脉滑数。只要体质符合,均能取得良好的效果,如黄师的猩红出血的牙龈案、笔者的红斑型天疱疮医案。

147.跟师抄方——睡眠障碍案

周某,女,54岁。身高162cm,体重64kg。2021年1月13日初诊。

病史:睡眠障碍2年。2年来,入睡困难,易醒,醒后难入睡,白天疲劳,时有干咳,食欲好,口干苦;平素脾气急躁,易便秘腹胀,月经期容易口溃,绝经1年。

既往史:脂肪肝,子宫腺肌症,过敏性鼻炎。

体征:体型中等偏胖,面色黄,舌淡红胖,苔白水滑,脉沉滑,腹软。

处方: 三黄四逆汤加党参、红枣。制大黄5g, 黄连5g, 黄芩10g, 制附片10g, 干姜5g, 炙甘草5g, 党参20g, 红枣20g。15剂, 症状减轻后改隔天服用。

2021年3月3日二诊: 药后睡眠好转明显, 晚上11点入睡, 一觉睡到早晨6点起床, 大便通畅、次数增多, 腹胀除, 咽喉部异物感减轻, 胃部偶有不适, 自觉脸色好转明显。现易出汗, 腰腿隐痛不适, 舌淡水滑, 脉沉。

处方: 桂枝加茯苓白术附子汤。桂枝15g, 生白芍15g, 生白术20g, 茯苓20g, 炙甘草5g, 炮附子10g, 干姜5g, 红枣20g。15剂, 隔天服用。

二维码134 扫码看舌象及黄煌教授病历手迹

2021年4月7日三诊: 睡眠正常, 精气神好, 腰酸疼痛减轻, 易出汗, 运动时明显, 近日鼻炎反复。

处方: 原方20剂, 隔天服用。(二维码134)

【黄师按语】

此案患者的身体壮实、口苦能食、便秘腹胀、烦躁失眠等均属实热表现, 但其舌脉腹诊却为虚寒之象。这是寒热错杂, 是寒体热病, 温补无效, 苦寒不得, 故需寒温同用的三黄四逆汤。寒热药物共用不是沸水里面兑冰块, 而是寒热药物各行其道, 各奏其效, 相得益彰。这种合方思路还是"有是证, 用是方"。

148.临证实践——50年的失眠案

徐某, 男, 69岁。身高165cm, 体重73kg。2020年5月8日

初诊。

病史：失眠50年。患者自少年起即睡眠质量不佳，目前入睡困难，早醒，夜间口干口苦，中医专家门诊看遍，服用天王补心丹、归脾丸等养心安神中成药无效，现服用安定片助眠，失眠严重时服用4片依然乏效，口中黏腻异常，牙龈容易出血，咽喉部有痰，夜尿频繁，4~5次/夜，进食后即需解便，大便溏稀、3次/天，脾气急躁。

既往史：高血压，糖尿病，高脂血症，脂肪肝，胆囊炎。

二维码135　扫码看"方人"特征及舌象对比

体征：形体壮实，面暗红油腻，眼睑红，右侧上磨牙的牙龈易长赘生物；舌体胖大满口，齿痕深，苔白腻边有白沫，脉滑数；腹大如鼓，腹部充实。（二维码135）

处方：八味除烦汤。姜半夏20g，姜厚朴15g，茯苓20g，紫苏叶10g，黄芩10g，连翘20g，栀子15g，枳壳15g。14剂。

2020年5月21日二诊：失眠依然，口中黏腻不适症状无改善。

处方：三黄四逆汤加肉桂、红枣、人参。黑顺片15g，干姜5g，甘草6g，制大黄10g，黄连5g，黄芩10g，肉桂10g，红枣20g，人参15g。14剂。

2020年6月4日三诊：服药后睡眠改善明显，能快速入睡。感叹几十年来从未有过如此深沉的睡眠，咽喉部异物感减轻，夜尿2~3次，大便一日1次，餐后大便急迫现象消失。原方10剂，服用2天停1天。

2020年7月16日四诊：睡眠好，口中干燥黏腻、咽喉异物感均大减，齿痕胖大舌变小，白腻苔减轻。原方10剂，服用2天停1天。

2021年3月，门诊随访，睡眠稳定，偶有早醒。

【临证体会】

三黄四逆汤是黄师的一张寒温共用验方，既是泻心汤与四逆汤的合方，也是附子泻心汤与甘草干姜汤的合方。病理特性为寒体热病。如笔者失眠案中患者既有烦躁失眠、口干黏腻、易牙龈出血等实热病症的表现；又有齿痕舌胖大满口、苔白腻、大便偏溏稀等虚寒体质的特征。对寒热错杂的病证，处方也需寒温共用，方能效如桴鼓。前医的养心安神法，或笔者初诊的清热化痰安神法，必将顾此失彼，毫无寸功。

黄师常在三黄四逆汤中加入党参、红枣，即半夏泻心汤去半夏加大黄、附子，这两味寒温属性截然相反的药物共用，提示此方证的寒热错杂程度更甚，我常将此方比喻为"加强版的半夏泻心汤"。此方广泛运用于消化系统、血液系统、妇科疾病，尤其适用于以烦躁、出血、心下痞、口腔溃疡、腹泻、精神萎靡、脉弱为特征的患者。

149.跟师抄方——睡眠障碍案

周某，女，49岁。身高162cm，体重56kg。2020年11月17日初诊。

病史：睡眠障碍10年余。睡眠质量差，多梦易惊醒，服用安眠药乏效而求诊，食欲正常，大便偏干，体重无下降。近半年来月经周期紊乱，半月一行或二月一行，末次月经11月初，经前乳胀。

既往史:甲状腺功能减退,脂溢性皮炎,神经性皮炎。

家族史:父母亲均有高血压。

情绪量表评分:A4D4。

体征:体型中等,面黄有斑,熊猫眼,眼睑红,面部散在痤疮,手凉;舌淡红,苔薄边腻,脉弦细;腹肌紧张,上腹部叩之鼓音。

处方:八味活血汤。柴胡15g,枳壳15g,赤芍15g,生甘草10g,当归10g,川芎15g,红花10g,桃仁15g。15剂,服用5天停2天。

2020年12月9日二诊:服药后睡眠质量改善,梦少无惊醒,面部痤疮消失,本月经前乳胀未发作,大便通畅。

二维码136 扫码看黄煌教授病历手迹及舌象

处方:原方15剂,服用5天停2天,症减隔天服用。

(二维码136)

【黄师按语】

八味活血汤是柴胡类方中的四逆散加味方,也是王清任《医林改错》血府逐瘀汤的减味方,具有理气活血之功效,适用于胸痛、头痛、四肢冷、舌紫暗为特征的患者。我临床常用于久治乏效伴有瘀血表现的顽固性失眠,情绪不稳定的抑郁症、焦虑症,女性痛经及经前期紧张综合征等。

150.临证实践——办公室主任的睡眠障碍案

戴某,男,44岁。身高170cm,体重54kg。2019年5月11日初诊。

病史：睡眠障碍半年余。患者为某政府机构的办公室主任，工作压力大，近半年频繁出现凌晨2～3时自动醒来现象，醒后再难入睡，自觉身体怕冷又怕热，秋冬季节手足易冷，未曾服安眠药，期望中医能给予调治。饮食、二便正常，无胃痛反酸。

体征：身材瘦长，面部黄暗，黑眼圈，表情不丰，逻辑清晰；舌胖，薄白苔，舌下静脉瘀紫，手冷有汗，脉弦；腹肌紧张。

处方：八味活血汤。柴胡15g，枳壳15g，生白芍15g，炙甘草10g，桃仁15g，红花10g，当归15g，川芎15g。7剂，下午及晚餐后服用。

2019年5月18日二诊：服药后睡眠质量改善，夜间早醒频次减少，服药后自觉身体舒适。

处方：原方14剂，下午及晚餐后服用。

2019年6月8日三诊：凌晨早醒消失。

处方：原方10剂，晚餐后服用1次。

【临证体会】

我常学黄师用八味活血汤治疗顽固性失眠，尤其适用于常规镇静安神法久治无效的失眠患者。其机理可从久病入瘀来理解，八味活血汤常能取奇效。从黄师的"药人"分类来分析，八味活血汤的适用人群应该属于"瘀柴胡"体质。他们大多面色青黄发暗，或有熊猫眼，身体中等偏瘦，表情僵硬，不苟言笑，肌肉紧张，舌下瘀紫，脉弦手凉。他们的职业以文秘为多，工作压力大，情绪内敛，多思虑，容易钻牛角尖，求诊的诉求大多为失眠和疼痛，或伴有胸闷心悸等表现。

151.跟师抄方——小腿抽筋频繁的糖尿病案

陈某，女，63岁。身高165cm，体重67kg。2021年1月18日初诊。

病史：患者有糖尿病十余年，服用多种药物，血糖控制不理想，空腹血糖7mmol/L以上，尿蛋白（+），红细胞32/μL，尿微量白蛋白/尿肌酐87.87mg/L。近几个月来，双膝关节以下酸软无力，夜间小腿频繁抽筋，白天困倦，大便黏秘难出，夜尿3~4次。有高血压、高脂血症病史。

体征：体型中等，眼圈黑，面色灰暗如蒙尘，黄褐斑，舌下瘀紫，脉弦滑。

处方：四味健步汤合肾气丸。怀牛膝30g，赤芍30g，丹参20g，川石斛30g，熟地黄30g，山药20g，山萸肉20g，茯苓20g，泽泻30g，牡丹皮15g，制附片5g，肉桂10g。20剂，服用5天停2天。

二维码137　扫码看黄煌教授病历手迹及"方人"特征

2021年3月1日二诊：服药后疲倦乏力感消失，夜尿减少为1~2次，夜间小腿抽筋减少，下肢酸软减轻。处方：原方赤芍加量至40g。25剂，服用5天停2天。

2021年5月24日三诊：小腿酸软、夜间抽筋消失，尿蛋白（-）。停用降糖药物后空腹血糖6~7mmol/L，夜尿1~2次。原方30剂，服用5天停2天。（二维码137）

【黄师按语】

我常用四味健步汤治疗糖尿病足、糖尿病肾病、下肢静脉血栓出现的腰痛无力、下肢疼痛、麻木、抽筋、浮肿等。四味健步汤临床单用较少，大多以合方为主。根据不同的方证表现，我常合用黄芪桂枝五物汤、芍药甘草汤、桂枝茯苓丸等方。本案患者血糖控制不佳，伴有肾功能损害、夜尿频多、灰黑脸等八味肾气丸证，故合而用之。

四味健步汤的主要药物是石斛。研究发现，石斛的药物成分——石斛多糖，不仅能降血糖，还能修复、保护、减缓糖尿病引发的神经、血管等多系统的损害。我用此方时，石斛的用量从30g起步，采用先煎、久煎方法，以利于有效成分的充分释放。

152.临证实践——反复发作的腓肠肌痉挛案

孔某，男，82岁。身高178cm，体重83kg。2020年4月22日初诊。

病史：小腿肌肉阵发性抽搐反复发作半年余，2~3日一发，夜间明显，下肢血管超声提示双下肢动脉斑块，食欲好，白天尿频、尿等待现象，夜尿2小时1次，大便正常，血糖控制良好。

既往史：2010年行直肠癌手术，糖尿病4年，冠心病，前列腺肥大，慢性阻塞性肺病。

体征：身材魁梧，唇暗有紫斑，双下肢浅表静脉扩张明显；舌暗，边瘀点，苔薄白，舌下静脉瘀紫，脉弱；腹部硕大，腹壁脂肪厚，腹软。（二维码138）

二维码138 扫码看"方人"特征及首诊处方

处方：四味健步汤加甘草。丹参30g，石斛30g，赤芍30g，生白芍20g，牛膝30g，炙甘草15g。7剂。

2020年4月29日二诊：服药1周，双下肢抽搐明显减轻，仅发作1次，发作时间变短，夜间有胸闷气促现象，补充既往有心律不齐、安装起搏器病史。

处方：原方丹参加量至40g。14剂，症减则1剂分2天服用。

患者持续服用四味健步汤加甘草至2020年7月8日复诊反馈，小腿肌肉抽搐少，2周发作1~2次，持续时间短暂，大便不畅，一日2~3次，听力下降，夜尿频。

处方：四味健步汤合八味肾气丸。丹参40g，石斛30g，赤芍20g，生白芍15g，牛膝20g，炙甘草15g，制萸肉15g，牡丹皮10g，生地黄30g，茯苓10g，泽泻10g，山药15g，黑顺片10g，桂枝10g。14剂，1剂分2天服用。

【临证体会】

四味健步汤是黄师的验方，药味少，临床疗效好。我一般用于糖尿病并发下肢血管神经病变而出现的腿部无力、双下肢疼痛麻木、腓肠肌痉挛等。

四味健步汤的适用人群大多为瘀血体质。本案中患者的慢性阻塞性肺病、双下肢动脉斑块、小腿浅表静脉扩张、嘴唇紫斑、舌边瘀点、舌下静脉瘀紫等都属于瘀血体质的四味健步汤证。

对于身体不虚弱且双下肢抽筋比较明显的情况，笔者多重用芍药，加用甘草，寓含芍药甘草汤。对于糖尿病患者出现腰酸无力、尿频、尿等待、听力下降等表现时，常合八味肾气丸。

153.跟师抄方——烘热汗出的更年期综合征案

阮某，女，50岁。身高163cm，体重66kg。2020年4月1日初诊。

病史：闭经1年余，伴烘热汗出数月。患者末次月经为2019年

2月13日至今，数月来烘热、汗出湿衣现象频繁，多则1天更换衣服十余次，易感冒，怕冷，夏天穿棉鞋，情绪欠佳，心悸，早醒，后脑勺痛，进食后反流，胸口及上腹部堵塞感时作，半侧身体不适，阴道不定时疼痛，大便松散，足跟疼痛。

既往史：抑郁症服用黛力新。

情绪量表评分：A5D2。

体征：体型胖壮，脸潮红，表情丰富，咽暗红，眨眼频繁；舌苔黏腻满布，脉滑；腹肌紧张，腹部叩之鼓音。

处方：八味解郁汤合八味除烦汤。姜半夏15g，茯苓20g，厚朴15g，紫苏叶10g，柴胡15g，白芍15g，枳壳15g，生甘草10g，栀子15g，黄芩10g，连翘30g。15剂，服用3天停2天。

2020年5月19日二诊：药后无明显改善。诉早醒，醒后大汗难寐，口腔不适，四肢麻木伴手足心热，足痛，唇周麻木不适，心慌，记忆力下降，舌质暗，苔厚，脉沉。

处方：更年方合真武汤。桂枝15g，白芍15g，炙甘草5g，炮附子10g，白术20g，茯苓20g，干姜10g，生龙骨15g，煅牡蛎15g，当归10g，淫羊藿15g，巴戟天15g，红枣20g。15剂，服用5天停2天。

2020年6月10日三诊：服药后烘热汗出减轻明显，足痛已无，口气少，舌暗淡，腻苔变薄。

处方：原方加山萸肉15g。15剂，服用5天停2天。

（二维码139）

二维码139 扫码看黄煌教授病历手迹及舌象对比

【黄师按语】

更年方为桂枝汤加味验方,主方是桂枝加龙骨牡蛎汤合桂枝加附子汤。方中淫羊藿、巴戟天针对围绝经期女性肝肾亏损的生理特性,起到补肝肾之功。本方能调和营卫、温经回阳,具有强壮、止汗、定悸安神的功效。

更年方的作用机制不是针对某一种病、某一种症状,而是对围绝经期女性特有的体质进行调理,适用此方的女性多为面色黄暗、精神萎靡、易疲倦、易烘热多汗、心慌,或有关节冷痛,或有睡眠障碍等。

更年方的常用合方:头晕、浮肿、关节疼痛者,合真武汤加当归;面黄浮肿、恶寒无汗、易疲倦者,合麻黄附子甘草汤;月经不调伴面目及下肢浮肿、便秘者,合用当归芍药散。

154.临证实践——闭经8个月的卵巢功能衰退案

王某,女,48岁。身高158cm,体重46kg。2020年10月17日初诊。

病史:闭经8个月。自2019年下半年开始,出现月经延期、稀发现象,月经量减少,性激素功能及超声检查均提示卵巢功能衰退,未予治疗。末次月经2月25日,3月底曾有乳房胀痛的经前反应,后因情绪不佳,胀痛消失;停经已近8个月,郁闷不开心,大便溏软,睡眠差,入睡慢,多梦易醒,疲劳感明显,耳鸣时作,自觉口中有异味。

既往史:子宫肌瘤。

情绪量表评分:A11D11。

体征：身体偏瘦，精神不振，舌尖红，苔白腻，手冷汗出；脉细，腹软；心下振水音，脐跳。

处方：更年方。桂枝15g，肉桂5g，赤芍15g，红枣20g，炙甘草10g，龙骨15g，牡蛎15g，黑顺片10g，淫羊藿15g，巴戟天15g。14剂。

2020年10月31日二诊：服药4天后月经复来，经量正常，经色暗红；睡眠改善，食欲一般；夜间胃部有嘈杂感，少食胃胀，嗳气；心下振水音，脉弱。

处方：更年方、《外台》茯苓饮各7剂，交替服用。

《外台》茯苓饮：陈皮30g，枳壳30g，干姜5g，生晒参10g，白术20g，茯苓40g。

更年方：桂枝15g，肉桂5g，赤芍15g，红枣20g，炙甘草10g，龙骨15g，牡蛎15g，黑顺片10g，淫羊藿15g，巴戟天15g。

2021年4月底随访，月经正常，按月而至，量少，情绪稳定，胃部症状消失。

【临证体会】

更年方的功效是温阳安神，适用于更年期女性出现的烘热多汗、关节疼痛、失眠烦躁等症状。

更年方证中既有桂枝加龙骨牡蛎汤失精家的特点，也兼夹真武汤阳虚饮停的体质。故临床表现既有虚性亢奋的一面：情绪烦躁、易惊失眠、胸腹悸动、烘热汗出；又有阳虚的一面：面色黄暗、精神萎靡、易疲倦、脉沉。

更年方是一张调体方，适用于围绝经期女性。本案用更年方调治后, 原本已停止8个月的月经竟然恢复了正常的规律, 足见对体质用方之神奇。二诊针对胃动力不足的胃部嘈杂、食欲一般、少食胃胀、心下振水音等表现, 加用健脾理气、化痰饮的《外台》茯苓饮, 与更年方交替服用, 以达到调体与治病并进的目的。

155.跟师抄方——普通变异性免疫缺陷病案

黄某, 女, 29岁。身高152cm, 体重42kg。2021年3月15日初诊。

病史: 慢性腹泻14年。患者自高一开始, 出现腹痛腹泻, 剧烈时会出现全身痉挛, 有低血钾、低血钙, 病因不明, 疑似诊断为伪膜性肠炎, 中西药服用无数, 甚至采用粪便移植治疗依然乏效。目前无痛腹泻一日4次以上, 大便呈现水样泡沫, 臭味重, 怕热汗多, 频发口溃, 服用免疫抑制剂后, 右侧下肢及腹股沟处皮肤出现湿疹样皮损, 四肢时有麻木感, 食欲睡眠好。轻度缺铁性贫血。

体征: 体型中等偏瘦, 肤白唇红, 眨眼频繁, 表情丰富; 舌暗红, 苔薄腻, 脉细滑数, 腹直肌紧张。

处方: 黄芩汤。黄芩15g, 生白芍15g, 红枣20g, 炙甘草10g。14剂。

2021年3月29日二诊: 服用黄芩汤后腹泻加重, 晨起明显, 并出现手足挛急、腹胀等低血钾现象, 食欲好, 咽喉异物感, 经常清嗓子, 手冷, 腹肌紧张, 叩之鼓音, 月经量少。

处方: 八味解郁汤加黄芩。柴胡15g, 生白芍15g, 枳壳15g, 炙甘草15g, 姜半夏15g, 茯苓15g, 紫苏梗15g, 厚朴15g, 黄芩15g。

2021年4月26日三诊：服药后腹泻次数减少，一日2~3次，腹直肌紧张减轻。

处方：原方去黄芩。服用3天停2天，15剂。

2021年5月24日四诊：腹泻减轻明显，溏软大便2次/日；咳嗽月余，晨起痰多；月经量少，2天即止，色淡清稀如水样。

处方：八味解郁汤加当归10g，川芎15g。15剂，服用3天停2天。

【黄师按语】

慢性腹泻的病因错综复杂，本案患者腹泻历时14年，伴有身体消瘦、贫血状态，前医多定性为脾肾虚寒，用温补固涩类中药乏效。患者病情虽迁延日久，但望诊时双眼有神，肤白唇红，且表情、语速、脉象、腹诊等均提示非虚证。根据患者的食欲好、大便臭味、怕热汗出、唇红等表现从治病入手，方以治热利的黄芩汤无效，后转为调体，用调理情志常用方八味解郁汤而取效。本案提示临证切入点的把握很重要。

156.临证实践——抑郁症患者的便秘案

罗某，男，78岁。身高162cm，体重61kg。2012年12月25日初诊。

病史：便秘、入睡困难20年。患者20年来入睡慢，易早醒，长年服用安眠药，大便三四天一解，干结如栗，用开塞露通便。既往有扁桃体切除手术史，平素咽喉不适，时有阵发性咳嗽，少量白黏痰。小便尿无力，尿等待，夜尿2~3次；食欲一般，记忆力下降，手部轻颤，行走轻微晃动。2年前有股骨颈骨折病史，身体疾患多，听力下降，脾气暴躁，服用抗抑郁药物。

体征：中等偏瘦体型，表情不丰；舌胖大，苔薄，脉弦；腹肌紧张，心下振水音。

处方：柴胡加龙骨牡蛎汤。柴胡15g，黄芩15g，姜半夏15g，党参10g，桂枝15g，茯苓20g，生龙骨15g，生牡蛎15g，制大黄12g，干姜5g，红枣20g。14剂。

2021年1月6日二诊：入睡困难略改善，便秘依然、四日一解，咽喉部不适感，腹肌紧张，无振水音。

处方：原方制大黄加量至15g，姜半夏加量至20g；加紫苏子30g，姜厚朴15g，14剂。

2021年6月3日三诊：1月中药服用后便秘无改善，且中药口感不好，遂停药。今日在家属的劝说下再诊，期望能缓解便秘症状。诉已经4天未大便，食欲一般，水多饮则胃胀感，5月肠镜检查提示肠息肉多发。慢性咽炎，咽喉异物感，痰少难出，入睡慢。川字眉，表情少；舌暗红，苔白腻，脉沉；腹力中等，腹肌紧张，叩之鼓音。

处方：八味解郁汤合栀子厚朴汤。柴胡15g，生白芍60g，枳壳20g，甘草15g，姜半夏15g，厚朴30g，茯苓15g，紫苏梗15g，栀子15g。7剂。

2021年6月10日四诊：服药后胃部胀满感减轻，大便通畅，每日一解，自觉此次中药服用舒适。原方14剂。

2021年6月24日五诊：大便通畅，入睡慢好转，腹部鼓音减少。原方去栀子15g。14剂。

【临证体会】

八味解郁汤是黄师治疗情志病的高效验方之一，由《伤寒论》的四逆散与半夏厚朴汤两方合成，具有理气解郁的功效，临床适用于以四肢冷、咽喉有异物感、腹胀为特征的患者。

本案患者的瘦长体型、表情少、食欲一般、抑郁病史均提示为柴胡体质。柴胡体质人情绪易紧张，肌肉多为坚紧，如本案患者的面部表情僵硬、腹肌紧张等。柴胡人容易在情绪影响下出现肠道蠕动失常或痉挛导致便秘，且用大黄类泻下药物疗效欠佳，故本案初用柴胡加龙骨牡蛎汤无效，而八味解郁汤中的四逆散正好能解除情绪异常导致的胃肠功能紊乱。患者的扁桃体手术史及咽喉部症状、焦虑神情等表现为半夏厚朴汤的"咽中如有炙脔"证。

黄师与笔者的医案，一则慢性腹泻；一则习惯性便秘，都用八味解郁汤而获效。由此可见，此方对胃肠道功能紊乱有双向调节的作用。

八味解郁汤的加减合方：对里热明显、皮肤黏膜易出血者，加黄芩、红枣，寓合黄芩汤；对睡眠差、腹胀、腹部叩之有鼓音者，加栀子，寓合栀子厚朴汤；对伴有皮肤瘙痒者，加荆芥、防风；对失眠焦虑、胸闷烦躁、舌质红、苔黄腻者，合用八味除烦汤；对少食胃胀伴有心下振水音者，合用《外台》茯苓饮。

参考文献

[1] 黄煌.黄煌经方使用手册［M].4版.北京:中国中医药出版社,2020.

[2] 黄煌.黄煌经方基层医生读本[M].北京:中国中医药出版社,2020.

[3] 黄煌.张仲景50味药证[M].4版.北京:人民卫生出版社,2019.

[4] 黄煌.黄煌经方医话·思想篇[M].北京:中国中医药出版社,2017.

[5] 黄煌.黄煌经方医话·临床篇[M].北京:中国中医药出版社,2017.

[6] 黄煌.经方100首[M].2版.南京:江苏科学技术出版社,2013.

[7] 黄煌.中医十大类方[M].3版.南京:江苏凤凰科学技术出版社,2010.

[8] 李小荣,薛蓓云,梅丽芳.黄煌经方医案[M].北京:人民军医出版社,2013.

[9] 陶御风,史欣德.莳一选方治验实录[M].北京:人民卫生出版社,2011.

方剂索引

（按首字拼音排序）

（方剂后面的数字为医案序号）